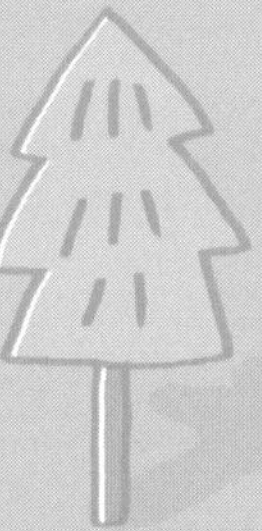

女性の発達障害

困りごとにどう向き合うか

［監修］
司馬理英子
司馬クリニック院長

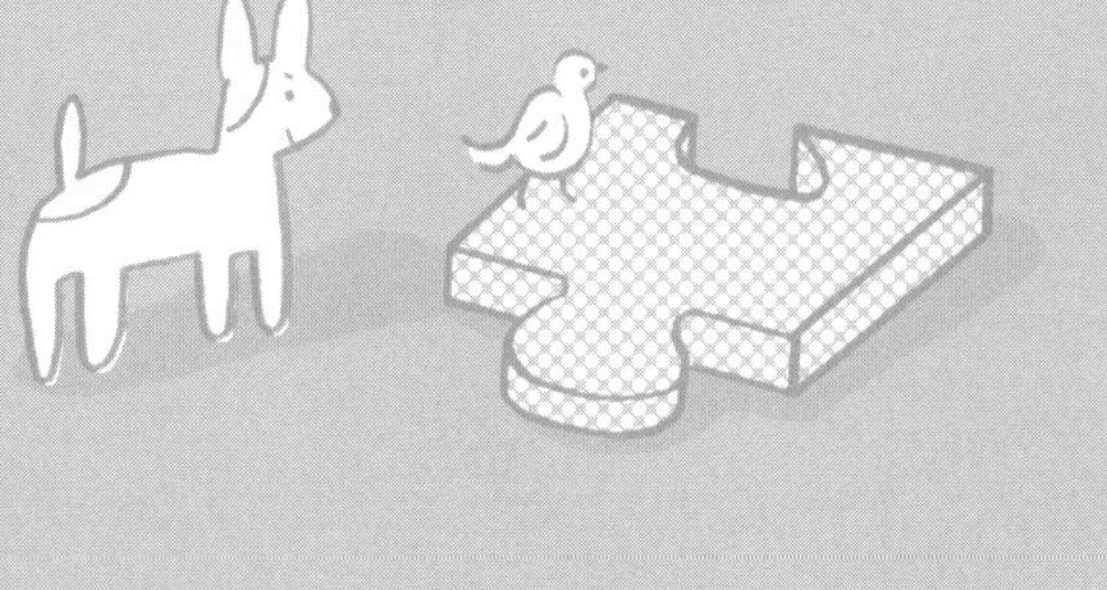

健康ライブラリー
スペシャル
講談社

まえがき

発達障害という言葉は、ずいぶんと知られるようになりましたが、女性の発達障害については、まだまだ十分理解されていません。大人、特に女性の発達障害は診断がつきにくいことが理由のひとつです。

発達障害は、検査の数字や画像だけでなく、幼少期から現在までのようすを本人や周りの人からくわしく聞き、ほかの疾患を除外しながら検討していきます。

発達障害は、男子のほうが症状は目立ちやすく、発達障害と診断される子も多いです。大人になると、男性は会社など社会的に適応していても、家庭において発達障害のために、種々の問題が起こることがよくみられます。

一方、女子の症状は目立ちにくく、診断を受けないまま大人になる人が多いです。その後も、女性は相対的に環境への適応能力が高いために、問題なく大人になっていくとみられる例も少なくありません。

しかし、女性は男性より家事労働の時間が長く、出産、子育てでも大きな役割を担います。そのために、発達障害の女性は、たとえその程度が軽くても、妻として、母としての役割が大きな負荷となり、生きづらさが顕著となり、生活するうえでの困り感が重くのしかかるのです。

また、夫婦ともに、あるいは子どもにも発達障害の傾向があると、家族間に問題が起こりやすいのです。誰かに相談することもできず、つらく苦しい状況のなかで悩んでいる女性も多いです。

本書では女性の発達障害について基礎から解説し、あなたの生きづらさの原因をひも解き、あなたと家族が過ごしやすくなるための日常のアドバイスをしています。

本書が、あなたの日々の暮らしを少しでも楽にするための一冊になることを願っています。

司馬クリニック院長
司馬理英子

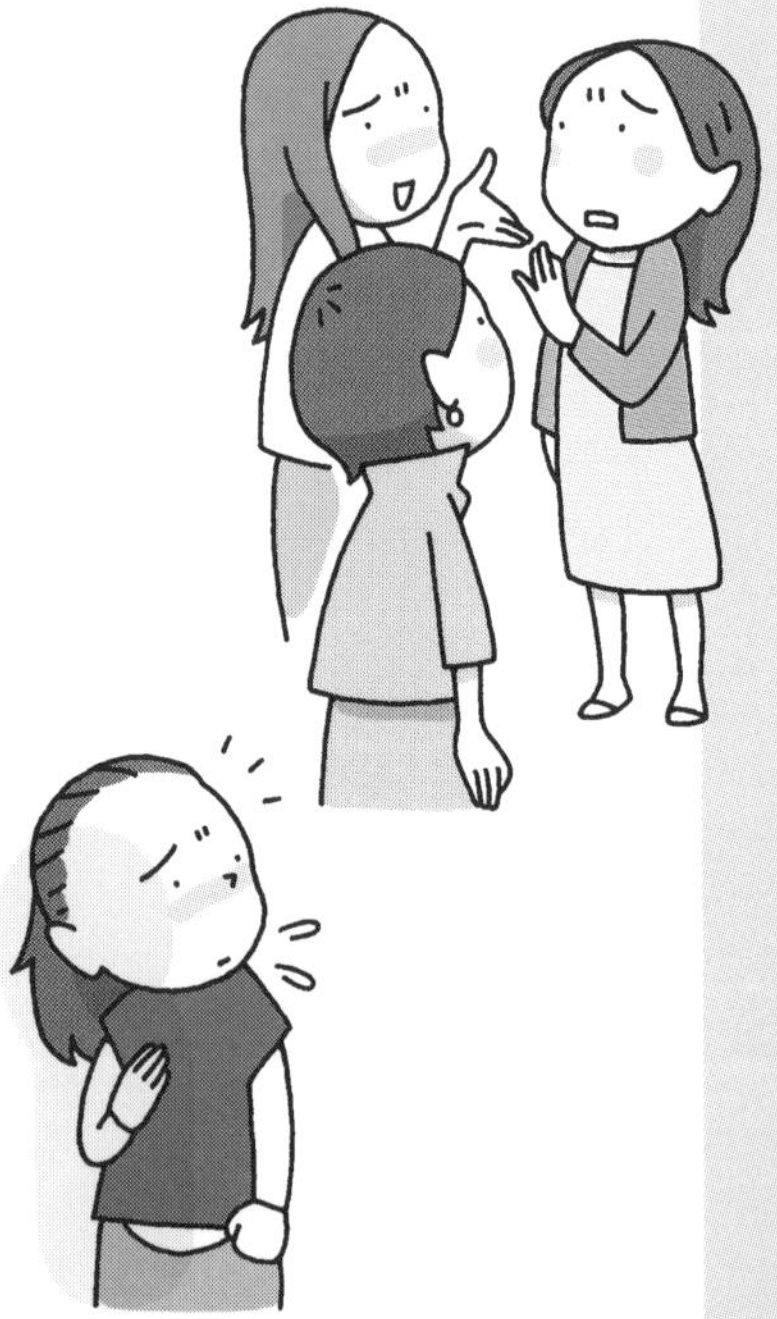

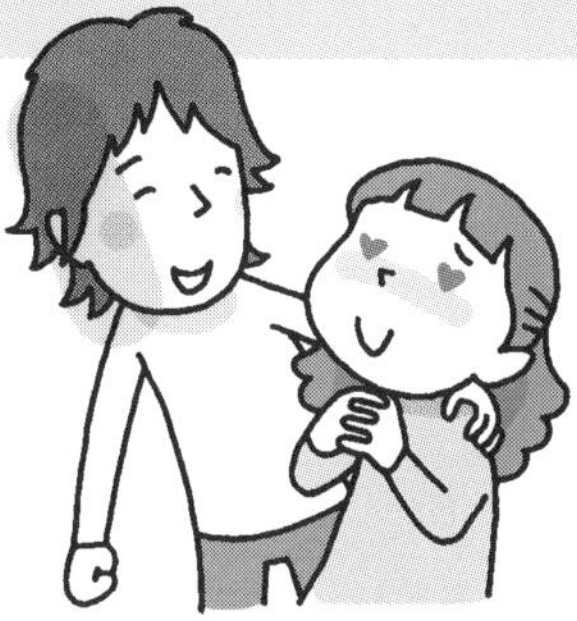

2 プライベートでの困りごと ――こんなとき、どうする？……35

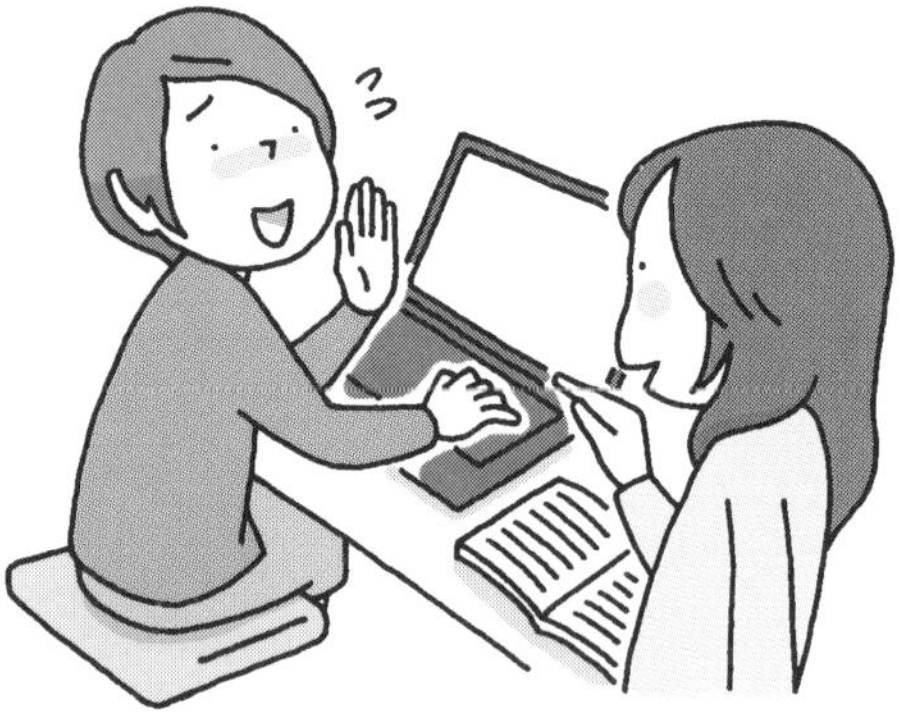

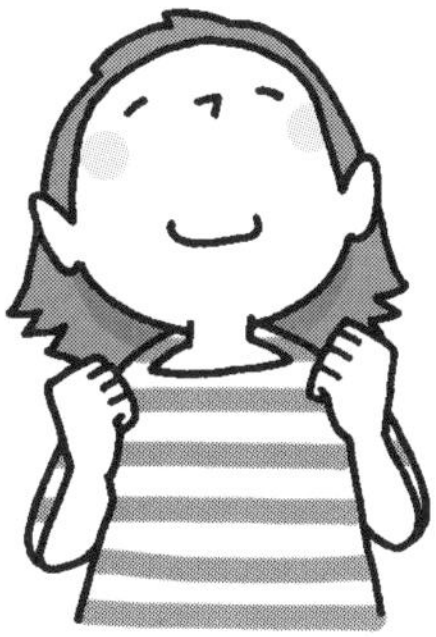

巻頭

いつもの困りごとや失敗には理由がある

忘れ物やなくし物をしている毎日

仕事や学校、家の用事や買い物などで外出すると、何かを忘れてしまうことがよくあります。また、家の中でも外でも、ものをなくしたり、どこに置いたのかわからなくなったりします。

ほかにもこんなことは？

片づけが苦手で、職場のデスクやロッカーも家の中も散らかっていて、いつも探し物をしています。

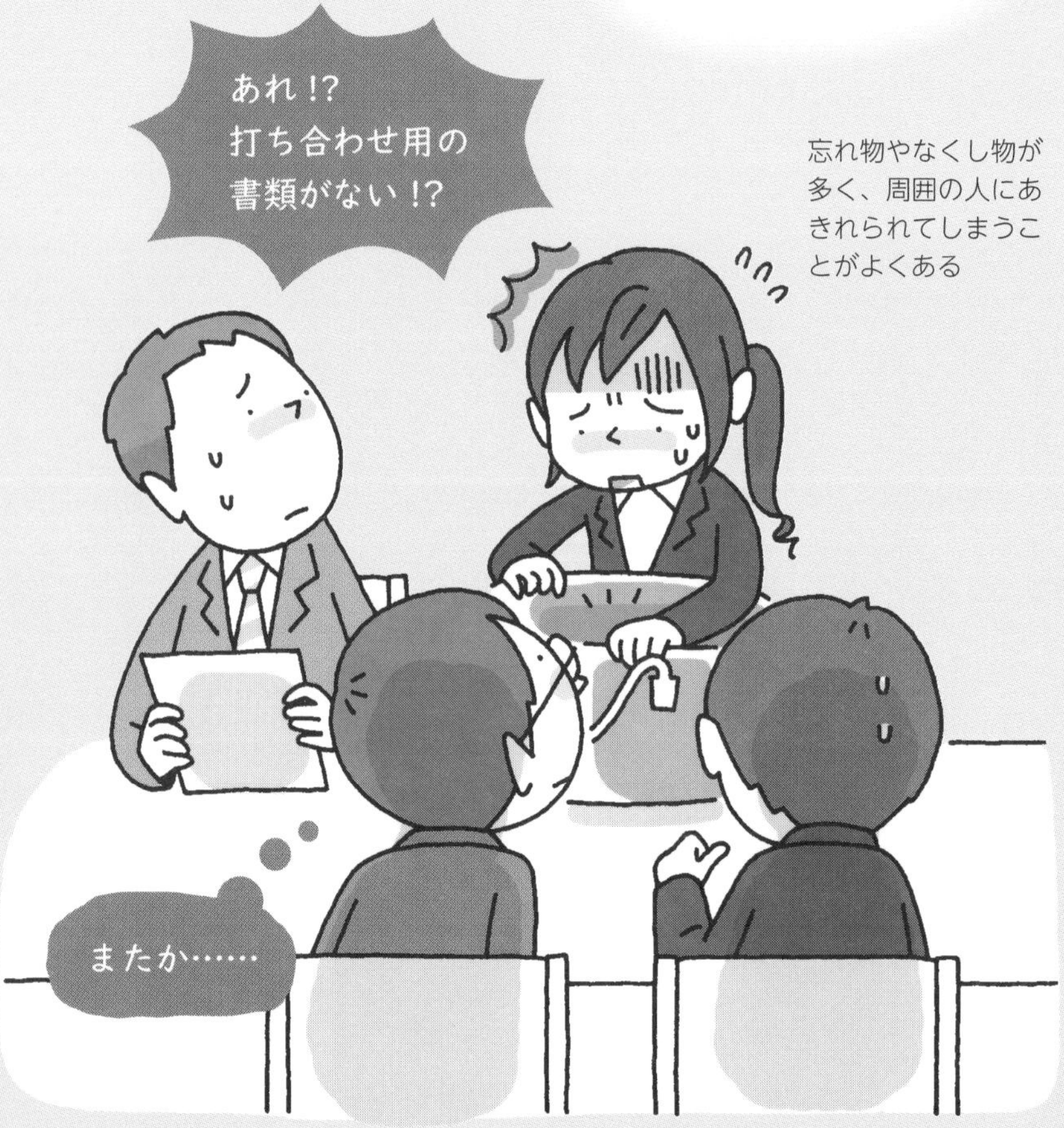

忘れ物やなくし物が多く、周囲の人にあきれられてしまうことがよくある

ひらめきはいいんだけれど、長続きしたためしがない

子どものころからアイデアや企画を考えることが得意だったけれど、それを形にしたり継続したりすることが苦手です。「言い出しっぺなのに」とか、「無責任」などと責められることがあります。

ほかにもこんなことは？

仕事や大学のレポートなど提出期限があるのになかなか手をつけることができず、結果的に締め切りをやぶって注意されたり、叱られたりします。

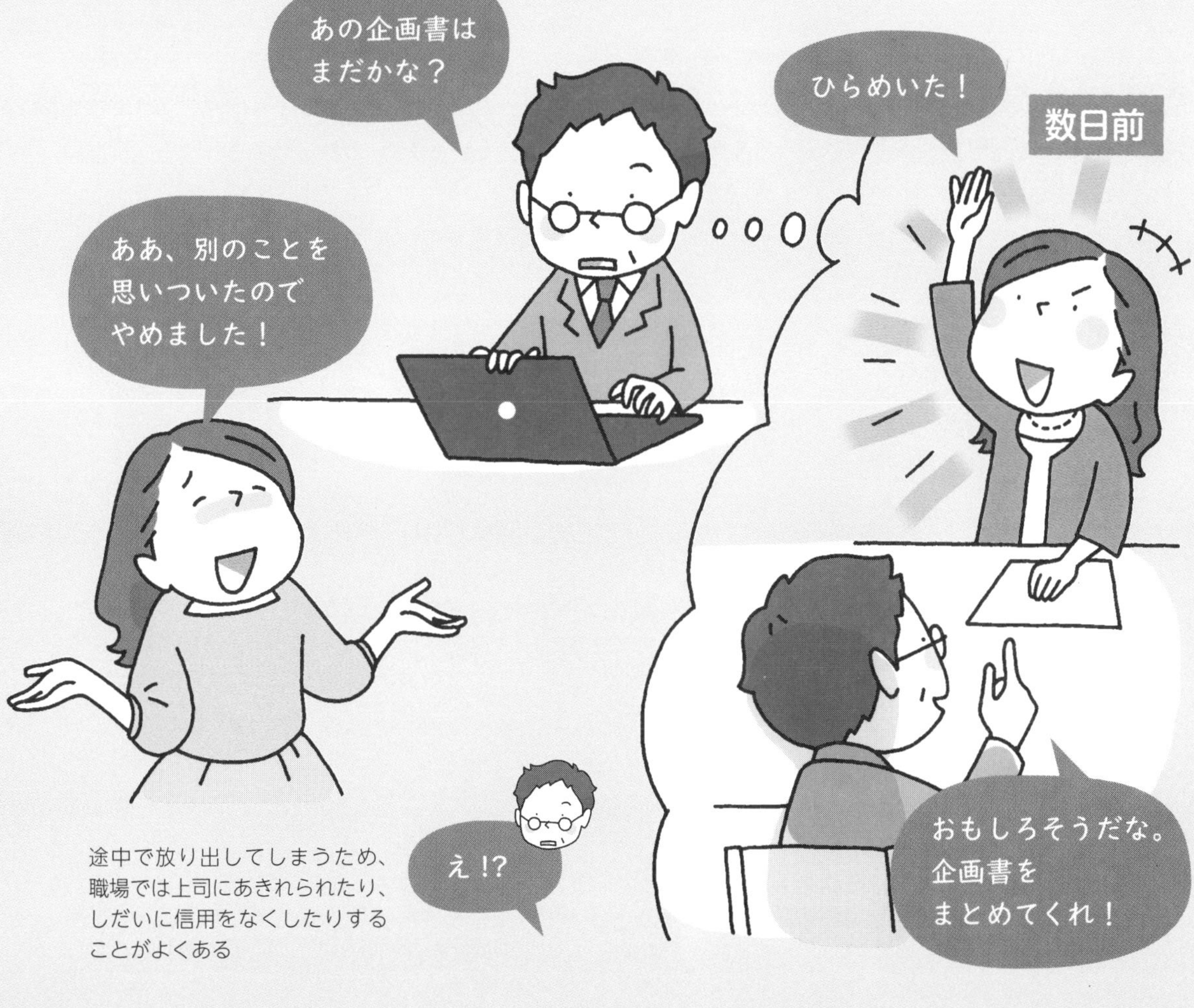

あの企画書はまだかな？
ああ、別のことを思いついたのでやめました！
え!?
数日前
ひらめいた！
おもしろそうだな。企画書をまとめてくれ！

途中で放り出してしまうため、職場では上司にあきれられたり、しだいに信用をなくしたりすることがよくある

仕事の指示や言葉の真意がわかっていないらしい

アルバイト先で、リーダーの指示どおりにやったつもりなのにできていなかったり、逆にやりすぎたりして、叱られることがあります。指示の内容を正しく理解できていないようで、失敗してしまいます。指示を忘れてしまうのも困ります。

ほかにもこんなことは？

冗談が通じないと言われたり、相手の言葉を鵜呑《うの》みにしてからかわれたり。また、空気が読めないと言われることも多いです。

バイト先で

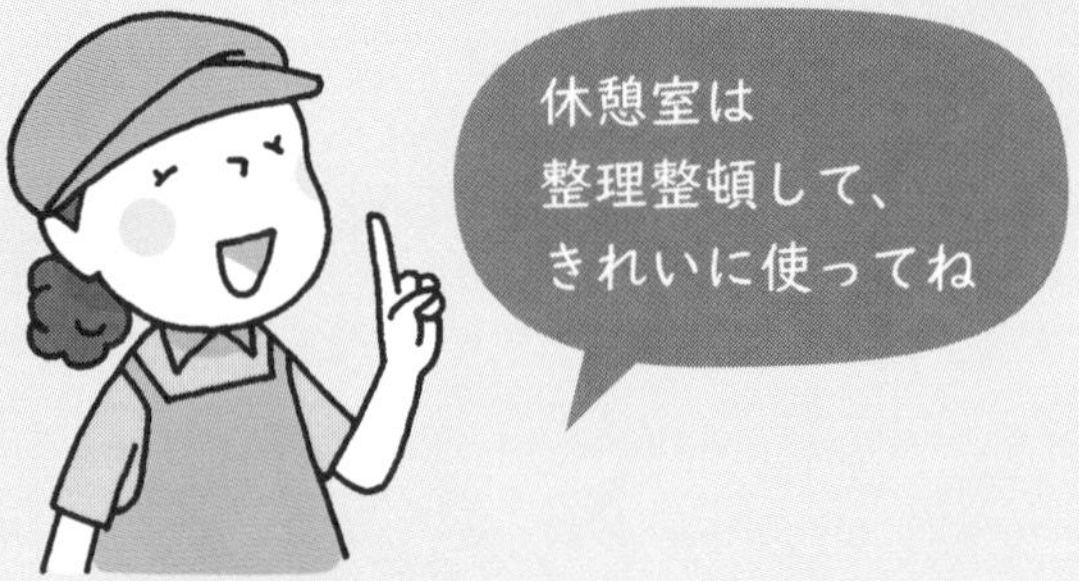

休憩室は
整理整頓して、
きれいに使ってね

こんな困りごとや失敗が続くのは、もしかしたら発達障害の影響かもしれません

子どものころからこうした困りごとや失敗が多く、大人になってからも変わらないという場合、ADHD（注意欠如・多動症）やASD（自閉スペクトラム症）などの特性が影響している可能性があります。

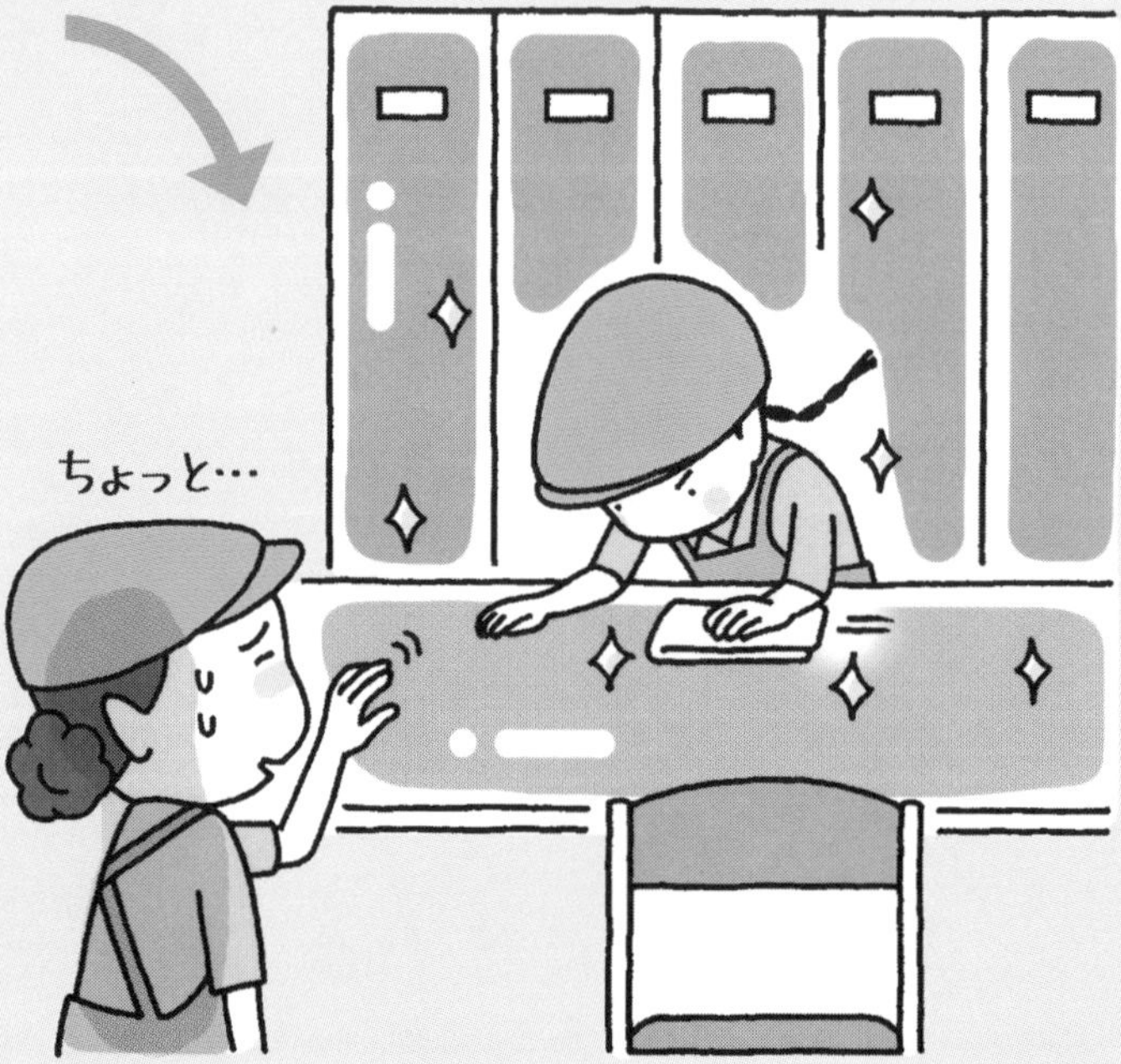

ちょっと…

休憩室は完璧に整理整頓してきれいにしておかなければいけないと思い込み、夢中で掃除をしていたら「何やってるの!?」と驚かれた

1 発達障害ってどういうもの？

もしかしたら自分はADHDやASDではないかと

本やインターネットで調べたことがありませんか。

きっとそこには、こう書かれていたでしょう。

「発達障害の多くは幼児期にわかることが多い」

ただ、女性の場合、大人になってから

発達障害に気づくことが少なくありません。

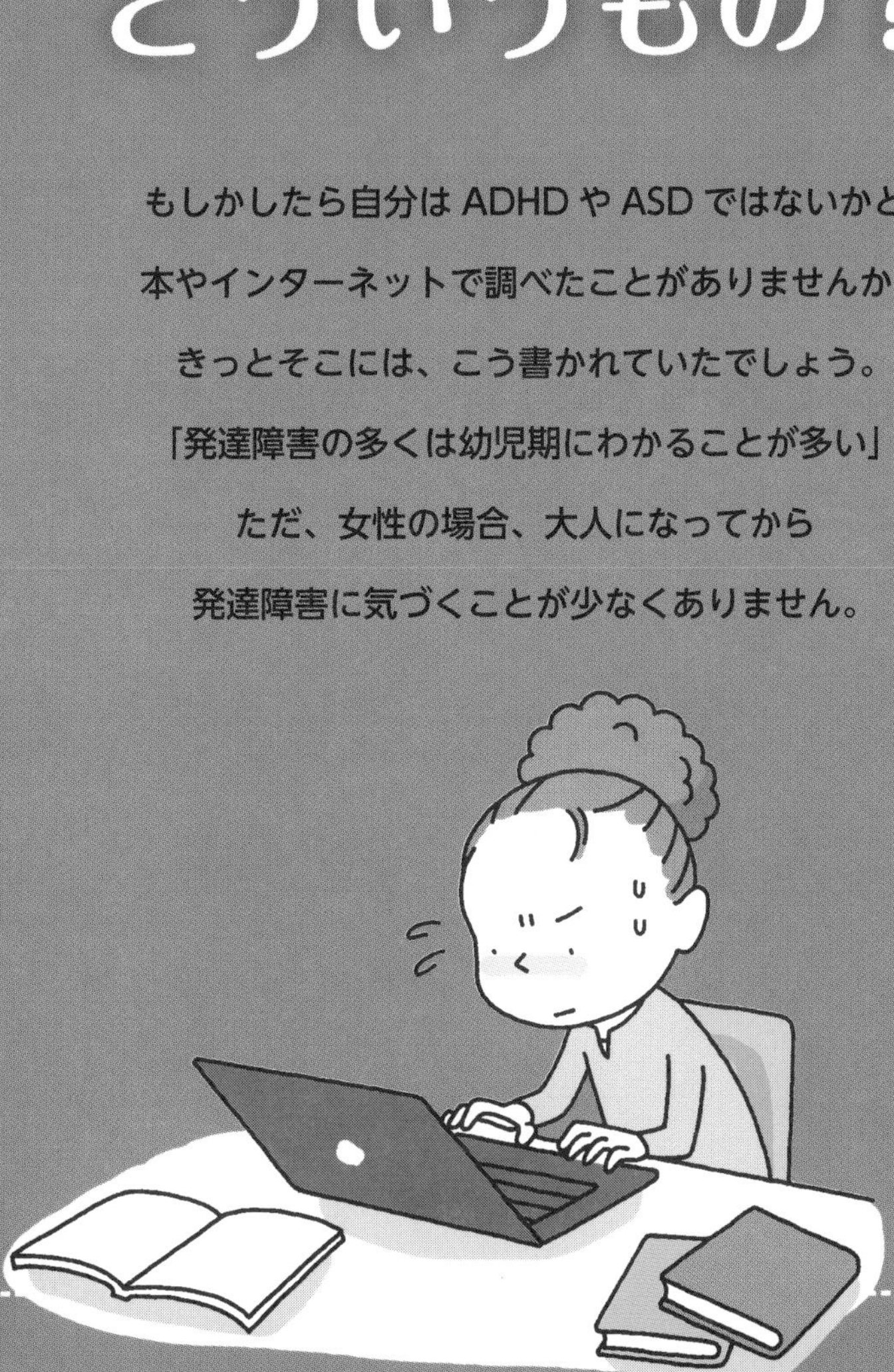

特性①

子どものころからトラブルが多かった

自分ではわざとやっているわけではないのに、子どものころから親や教師に注意されたり、叱られたりすることがよくありました。友だちともうまくいかず、つらい思いをしてきた人が少なくありません。

いつも親や教師から注意されていた

子どものころからどこか違和感や生きづらさを感じている人がいます。忘れ物が多い、いつもぼんやりしている、そわそわと落ち着きがない、すぐにイライラして誰かにぶつけてしまう……。親や教師から、たびたび叱られたり、友だちとけんかになったりして、どうしてみんなと同じようにできないのかと悩んできました。

大人になったいまもまだ、同じように悩みや苦しみを抱えて困っているなら、発達障害があるのかもしれません。発達障害の特性や対処法を知り、少しでも楽になれる方法を探してみましょう。

発達障害の特性だと気づかない

子どものころは失敗しても親や教師がフォローしてくれるため、自分ではなかなか特性に気がつきません。しかし、大人になるとフォローがなくなり、自分でも困ることが増えて、何かおかしいと感じるようになります。

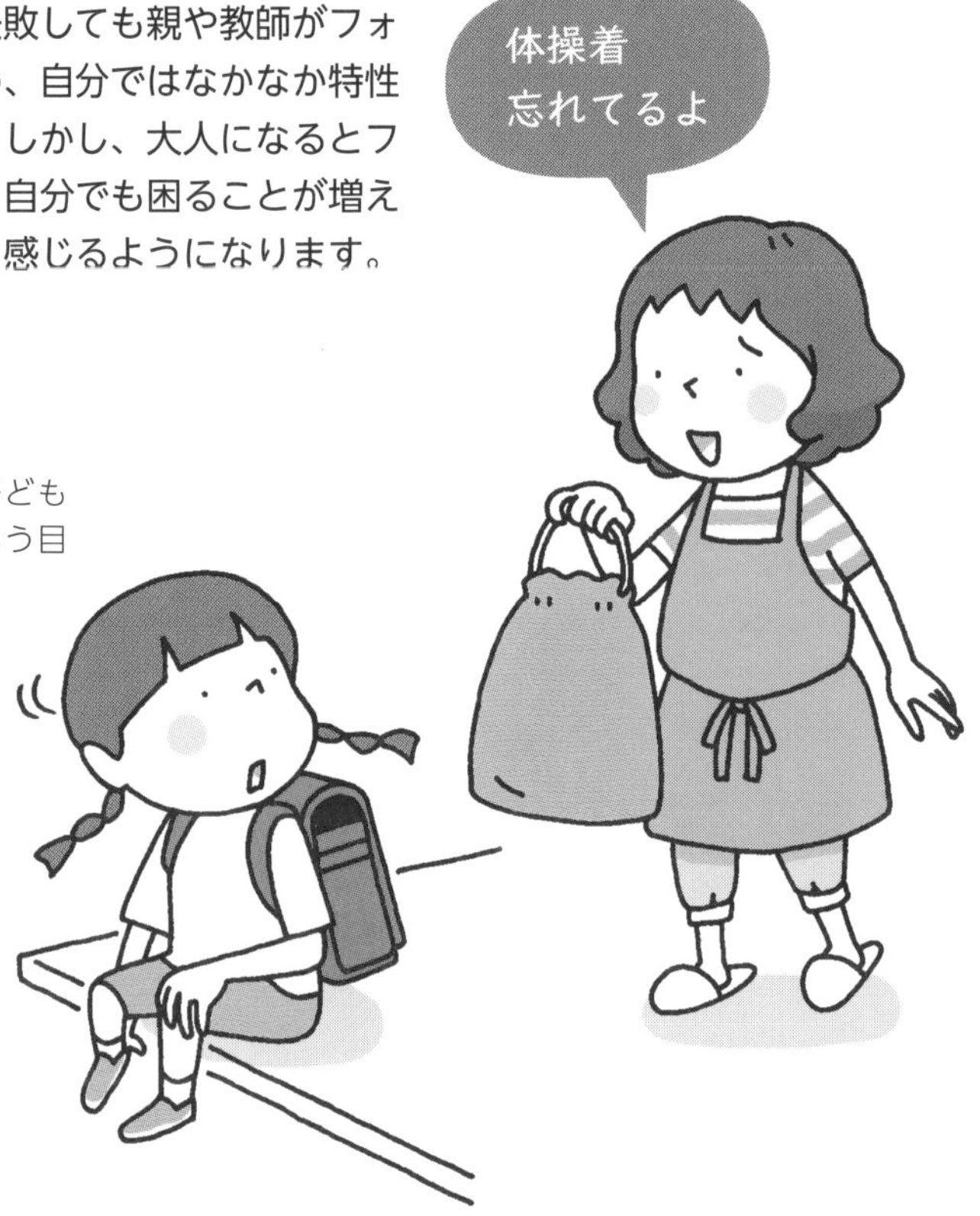

子どものときは周りがフォロー

忘れ物があっても「子どもはこういうもの」という目で、フォローされる

↓

本人の性格だと思われていた

そそっかしい子、活発な子などと思われ、発達障害の特性だと気づかれなかった

ADHDの特性

発達障害のうち、ADHD（注意欠如・多動症）では「不注意」「衝動性」「多動性」という3つの特性がみられます。

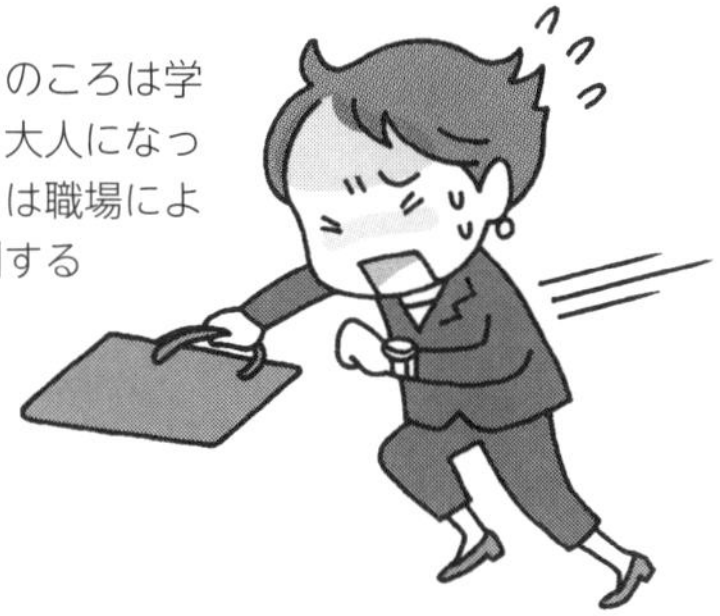

子どものころは学校に、大人になってからは職場によく遅刻する

不注意

うっかりやぼんやりが多い傾向。気が散りやすい。集中力が持続しにくく、一つのことをやりつづけることがむずかしい。逆に、自分の好きなことには過度に集中する

子どものころ

- 忘れ物やなくし物が多く、親や教師に叱られた
- 整理整頓が苦手
- 授業中にぼんやりしている　など

大人になっても

- うっかりミスが多い
- 仕事の締め切りを守れない、忘れる
- 忘れ物、なくし物がしょっちゅう
- 人からよくそそっかしいと言われる　など

衝動性

思いついたら、すぐに行動しないと気がすまない。やるべきことをやらず、目先の楽しみを優先するなど、結果を考えずに行動する

子どものころ

- 人の話をさえぎって、自分ばかりがおしゃべりをしていた
- 並んで順番を待つことができず、強引に割り込んで、けんかに

大人になっても

- 決められた手順ややり方に従うのが苦手
- 計画を立てられず、準備ができない、行き当たりばったり
- 待つことが苦手

多動性

もぞもぞ、そわそわが多い傾向。じっとしていられず、常に手足をもぞもぞさせたり、動かしたりしている。落ち着きがなく、退屈な状態に耐えられない

子どものころ

- おしゃべりをしすぎて、よく注意されていた
- 授業中、じっと座っていることが苦痛だった
- 頭の中に次々と考えが浮かんでくる

大人になっても

- 自分ばかりしゃべって周囲の人にあきれられる
- デスクワークや会議などでじっとしていられない
- いつも気ぜわしくしている

特性②

人とじょうずにつき合うことができない

発達障害の特性がある人は、大人になるにしたがって他者とのつき合い方で悩むことが増えてきます。学校やアルバイト先、勤務先などで人と接する場面で困ったりストレスを感じたりします。

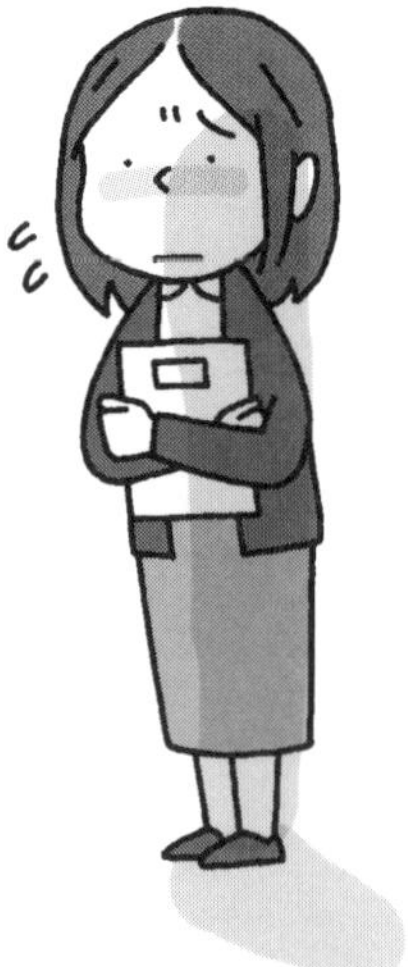

大人になると苦労が増える

子どものころから友だちが非常に少ない傾向があります。本人の性格だと思われていて、自分でも発達障害とは気づきません。しかし、大人になると、人づき合いで苦労することが多くなってきます。

子どものころから友だちが少ない

友だちが少なく寂しいと思っても、どうやって友だちをつくったらいいかわからない

↓

大人になっても人づき合いが苦手

女子の楽しそうな雑談の輪に入れない。いつもポツンと孤立してしまってつらい

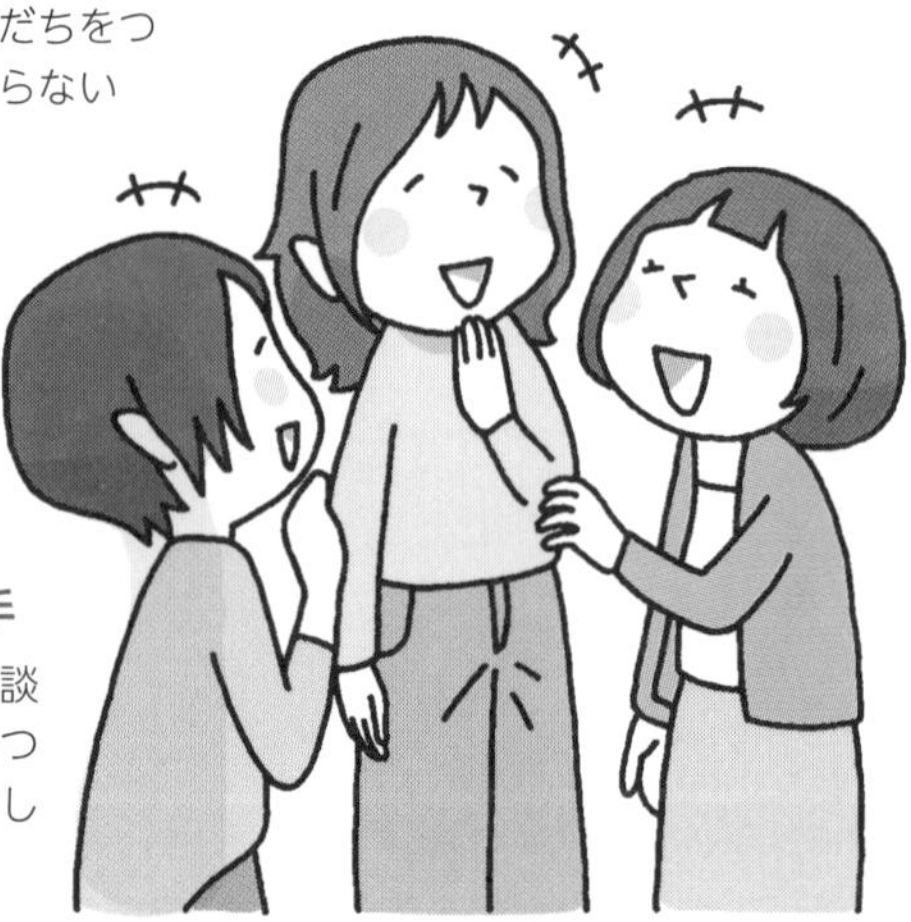

いつも人との関係で困惑している

発達障害の特性がある人は、家族をはじめ、学校の友だち、勤務先の上司や同僚との人づき合いがうまくいかず、困っています。

特にＡＳＤの傾向があると他者とかかわることが極端に苦手だったり、逆に一方的になったりして、コミュニケーションがうまくとれないことが少なくありません。自分でも、いわゆる「女子トーク」が苦手だと感じています。

ＡＤＨＤの傾向がある人も、衝動性や多動性のために、おしゃべりしすぎたり、人の話をさえぎったりして、強引、勝手な人だと思われてしまうことがあります。

ASDの特性

ASD（自閉スペクトラム症）の人やその傾向がある人には、以下の３つの特性がみられ、人づき合いで困ることがあります。相手のようすをうかがったり、空気を読んだりして、ほどよい関係を築くのが苦手なためです。

社会的想像力の障害

他人の感情や考え方を想像できない。予想外のことに臨機応変な対応ができない。何かにこだわりすぎて非常識にみえることもある

子どものころ

- 思ったことを口にして、相手を怒らせたり、泣かせたりすることがあった
- 自分の好きなこと、やりたいことを邪魔されると、泣き叫んでかんしゃくを起こした

↓

大人になっても

- 敬語を使うべき状況がわからず、失礼な発言をして注意される
- 周囲が忙しくしていても、手伝いや残業をせず、ひんしゅくを買う
- 相手の気持ちがわかりにくい

社会性の障害

友だちや周囲の人とじょうずにかかわることができない。例えば、相手との適切な距離感がわからず、近づきすぎる。一方で、困ったときですら、自分から助けを求めることができない

子どものころ

- いつもひとりで遊んでいた
- 誰かが遊びに誘ってくれれば、応じる
- 人との適切な距離感がわからない

→

大人になっても

- 話しかけられても、どう返事をすればいいのかわからない
- ひとりでいるほうが好き
- 外出するより家にいたい
- 困っても誰にも相談できない

コミュニケーションの障害

相手との相互的なやりとりができず一方的になりがち。いわゆる言葉のキャッチボールができない。冗談やうそを見抜けず、真《ま》に受ける。表情も乏しく、喜怒哀楽を表さないため、とっつきにくい印象

子どものころ

- 自分ばかりが一方的におしゃべりする子だった
- たくさんの子とかかわっているのに友だちがいない
- 本当は嫌なのに断れなかった

→

大人になっても

- 話がまわりくどいとよく言われる
- 会話が続かず、気まずくなることが多い
- 冗談が通じないと言われる
- 恋人や友だちだと思っている人にだまされやすい

「女性なのに」という視線が困難さを強める

発達障害の女性が苦痛や生きづらさを感じるその背景には、「女性なのに」というかたよった視線も影響しています。悪意のない場合も多いのですが、苦しい思いをしている人は多いものです。

「女性」に求められがちな役割やイメージ

女性ならできて当たり前、やって当然という視線やイメージがあります。家事や育児をはじめ、やさしくて面倒見がよいこと、控えめな態度などが求められがちです。

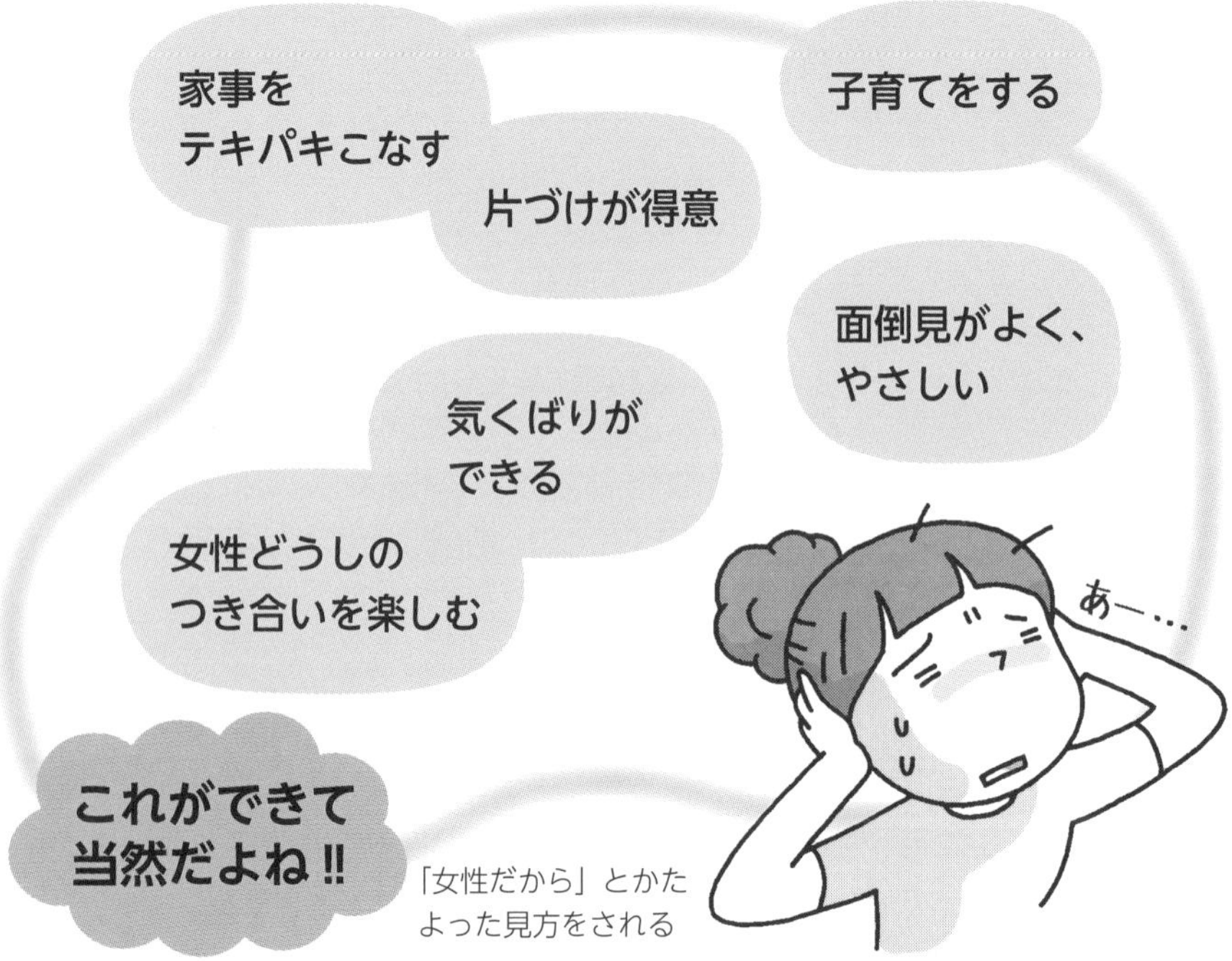
家事を
テキパキこなす
片づけが得意
子育てをする
面倒見がよく、
やさしい
気くばりが
できる
女性どうしの
つき合いを楽しむ
これができて
当然だよね!!
あー…

「女性だから」とかたよった見方をされる

社会が求める役割やイメージに追いつめられる

近年は、性別やそれにともなう「男性らしさ」「女性らしさ」を求める考えを改める風潮が広がりつつあります。とはいえ、悪気はなくても「女の子でしょ」「女性らしくしなさい」などと言われることはまだまだあります。

しかし、発達障害の人は、社会が求める女性らしい役割、例えば家事や育児、気づかいなどが特に苦手です。

結婚したり、子どもが生まれたりすると、やらなければいけないことがとても増えるので、生活のしづらさが顕著に出やすいのも特徴です。

さまざまな特性が前面に出てくると

特性による言動やふるまいは、社会で求められている「女性らしい」役割やイメージとはかけ離れていることが多いのです。そのギャップが、発達障害の女性たちを苦しめています。

じつは……

- 忘れ物やなくし物が多い
- 家事の段取りが苦手
- 片づけが苦手
- いつもバタバタしている
- コミュニケーションが苦手
- 感情の起伏が激しい
- 自分のことでいつも手一杯
- 冗談が通じない

その影響で

周囲の評価が下がり、自己嫌悪に

女性がしなければならない決まりがあるわけでもないのに、周囲の人から「女性なのに」ちゃんとできないという視線を感じて悩み苦しむことが多い。また、ダメな人・できない人と思われてしまう。そのことで自分を責め、自己嫌悪に陥ってしまう

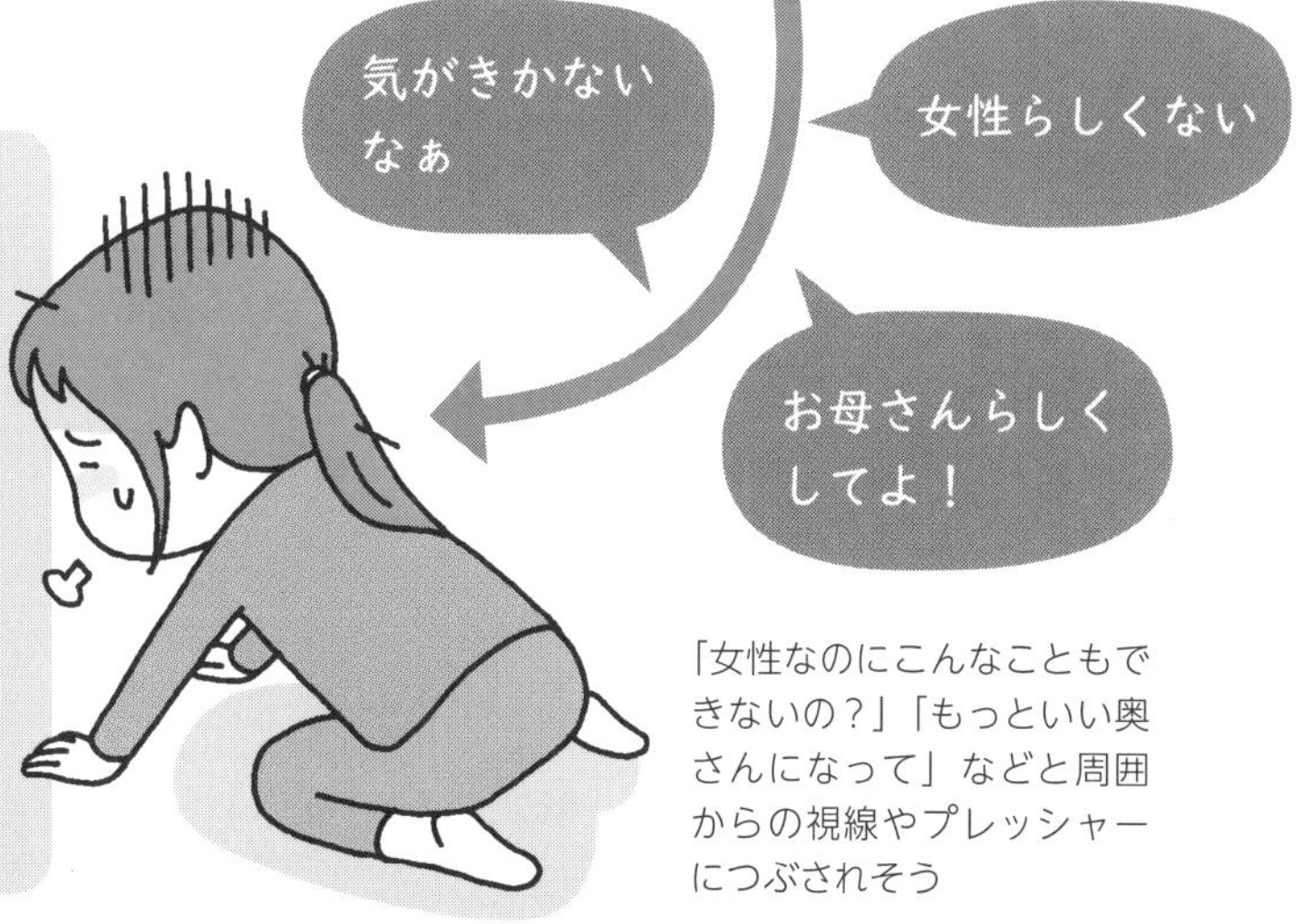
気がきかないなぁ
女性らしくない
お母さんらしくしてよ!

「女性なのにこんなこともできないの?」「もっといい奥さんになって」などと周囲からの視線やプレッシャーにつぶされそう

女性では②

ストレスから体調不良になりやすい

失敗したり叱られたりすることはストレスになり、気分の落ち込みや体調不良として現れてきます。特に発達障害の女性は、ストレスから体調不良になりやすい傾向があります。

ストレスが体調に出る

誰でもストレスから体調をくずすことがあります。発達障害の人はその特性からストレスが多く、女性では、さまざまな体調不調となって現れます。

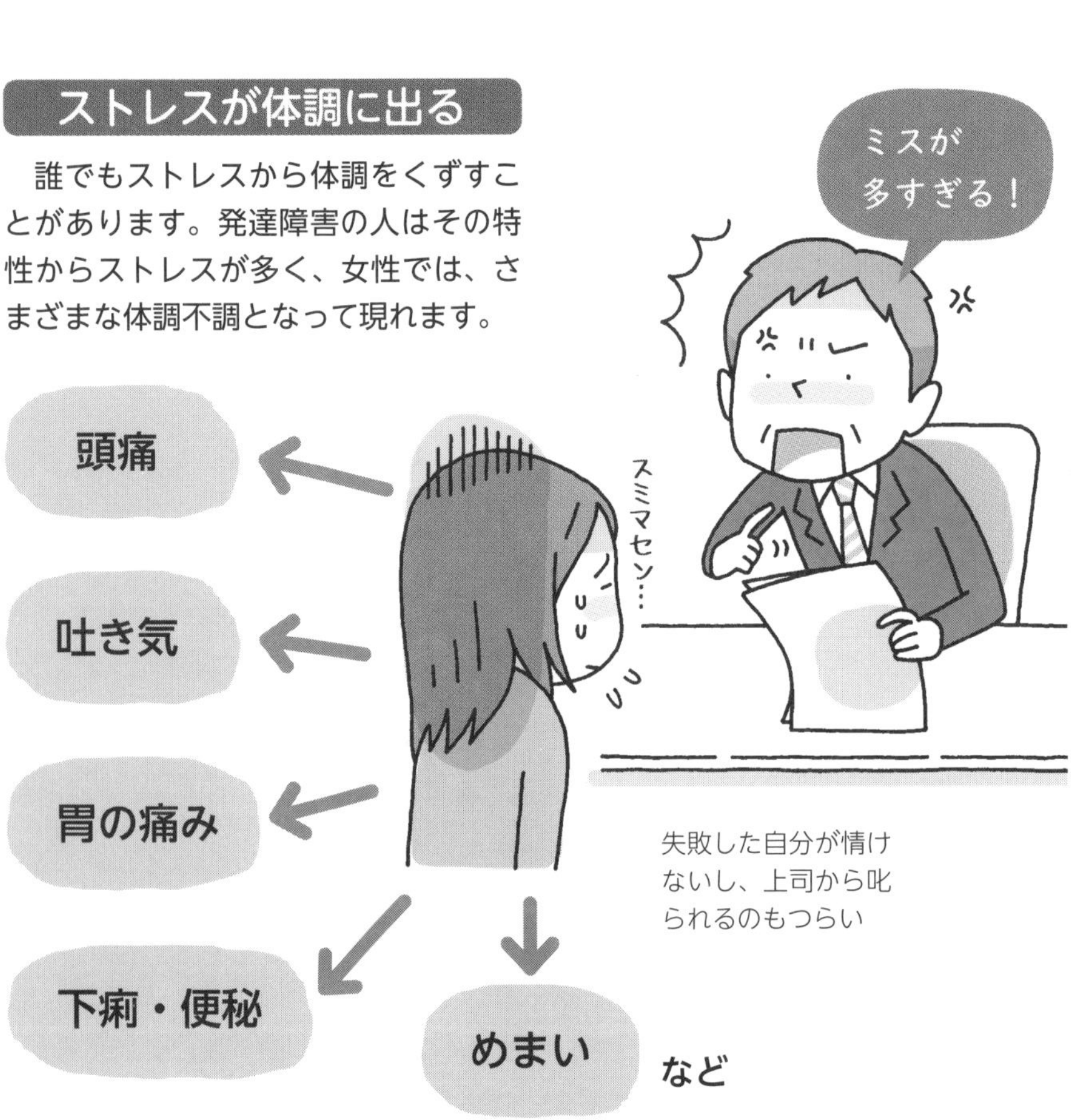
ミスが多すぎる！
スミマセン…
頭痛
吐き気
胃の痛み
下痢・便秘
めまい
など

失敗した自分が情けないし、上司から叱られるのもつらい

心身症とみなされることも

日常的な失敗や叱責、人づき合いのうまくいかなさ、さらには過去の鮮明な失敗の記憶も、ストレスとなって心身に負担をかけます。女性では、そのストレスが体調不良となって現れることが、多くみられます。そのため、女性の発達障害は医療機関を受診しても、心身症と診断されることが少なくありません。

体調不良の原因には、ストレスだけでなく、食事や睡眠が不足したり、おろそかになったりすることもおおいに関係しています。生活習慣のリズムを保てないことも、発達障害の特性のひとつです。

過去の経験がストレスに

一般に、時間の経過にともなってつらい記憶や経験は薄れていくものですが、ASD の人は、何年経っても記憶にこびりついています。それがストレスとして心身に負担をかけます。

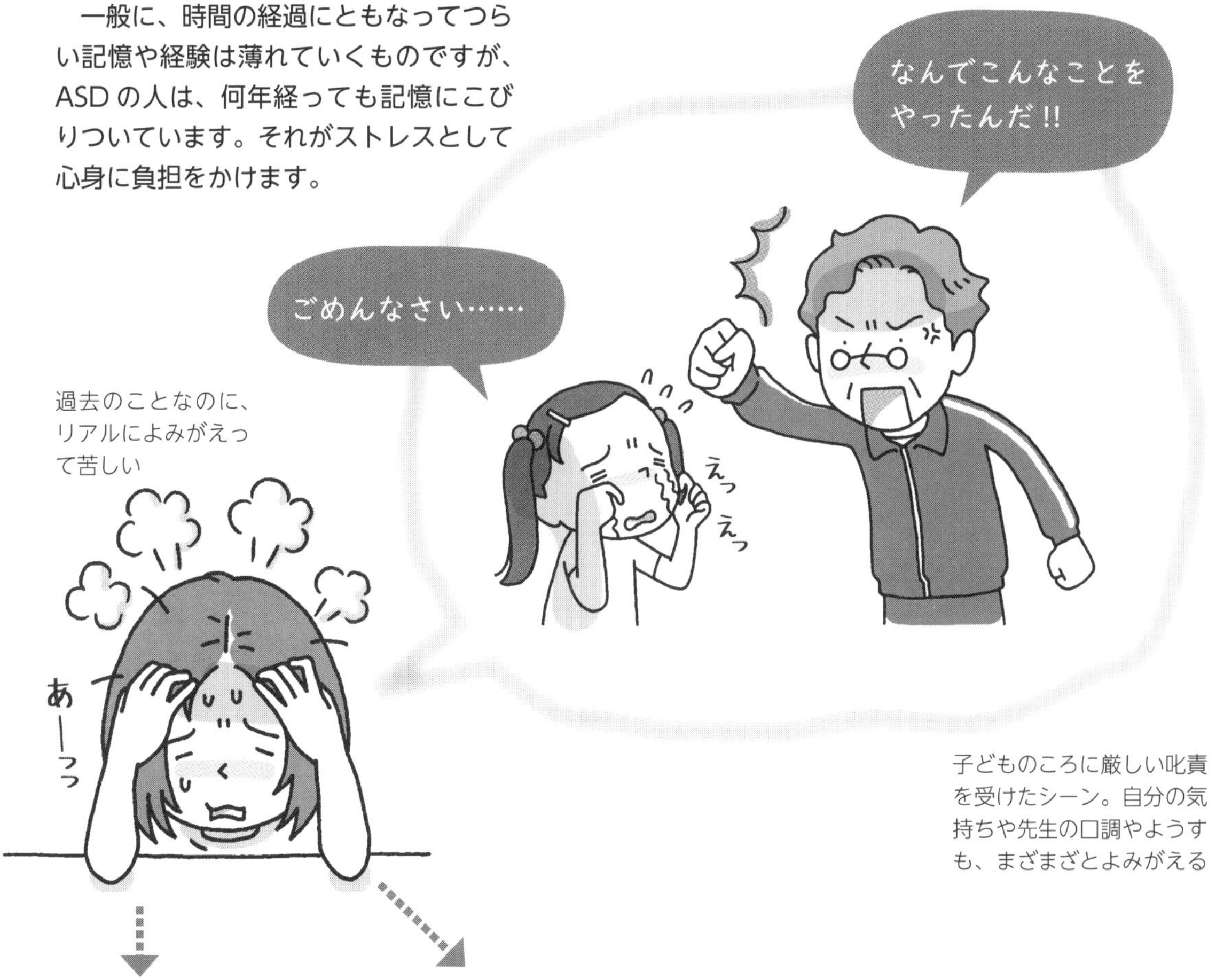
なんでこんなことをやったんだ!!
ごめんなさい……
えっ えっ
過去のことなのに、リアルによみがえって苦しい
あーっっ
子どものころに厳しい叱責を受けたシーン。自分の気持ちや先生の口調やようすも、まざまざとよみがえる

体調不良に

夜、ベッドの中でも苦しんで眠れなくなる。翌日は睡眠不足から、さまざまな体調不良として現れる

フラッシュバックに

過去のつらいシーンを映画でも見るように思い出すことを「フラッシュバック」という。フラッシュバックが起こると、当時と同じ苦痛や恐怖を感じ、ひどく動揺したり、パニックになったりする

感情のメルトダウンも

ストレスがたまり、怒りや悲しみの感情が一気に爆発することがある。これを「感情のメルトダウン」という。女性では、パニックになったり過呼吸を起こしたりすることがある

受診

相談するつもりで受診してもいい

発達障害の特性による影響は、毎日の生活のあちこちにおよびます。それが生きづらさとなっているなら、医療機関を受診することを考えてもいいでしょう。相談するだけでも楽になることがあります。

「困った……」で苦しいなら

家庭や職場、学校で困ることが多く、それが特性によると思うなら、受診を検討しましょう。

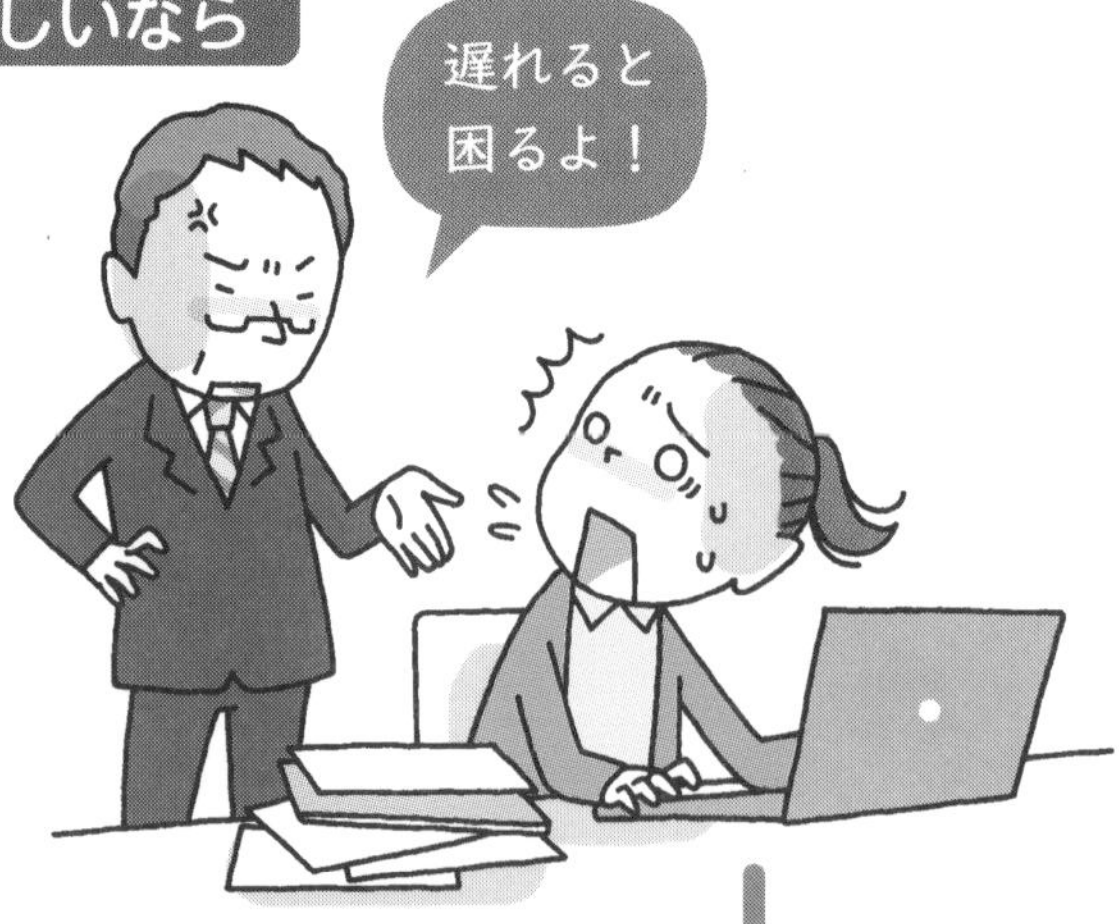

じつは困っている

夫に言われると意地になって反発したくなるが、じつは「困った」と思っている……

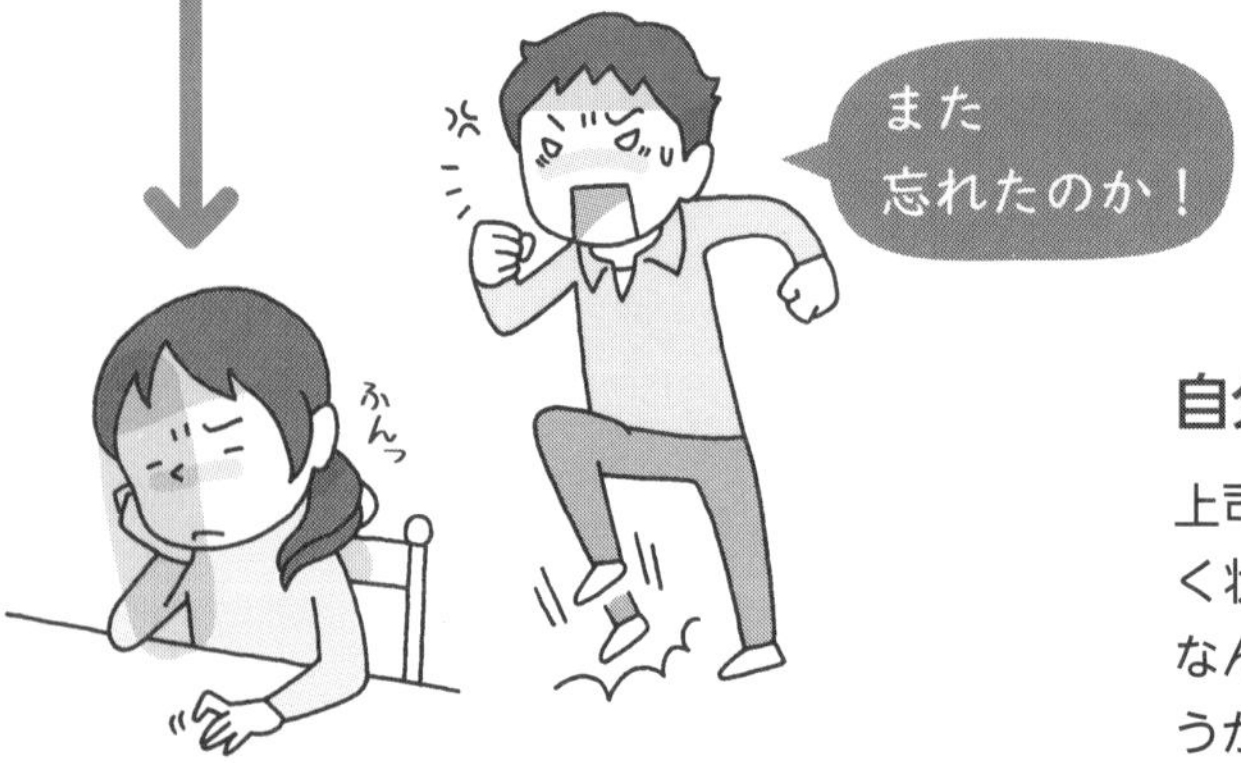

自分でも困っている

上司に言われるまでもなく状況はわかっていて、なんとかしなくてはと思うが……

困りごとで生活に支障をきたしているなら

発達障害の人は、日常生活に支障をきたしていることが多く、自分でもなぜかうまくいかないということに気づいています。けれどもどうしたらいいかわからない、発達障害かもしれないといった場合には、専門医を受診してもいいでしょう。相談するだけでも、楽になることがあります。

発達障害は精神科の領域ですが、精神科を受診するのはハードルが高いという人は、心療内科やカウンセリングを受けることも選択肢のひとつです。ただし、カウンセリングは健康保険がきかない自由診療です。

受診に至るまで

発達障害で受診するなら精神科です。最近は発達障害をみるクリニックも増えてきました。精神科とは扱う問題が少し違いますが、心療内科を受診する人や、いろいろ相談したいからとカウンセリングを希望する人もいます。

精神科　**心療内科**

心の問題が主なら精神科、
体の問題があるなら心療内科

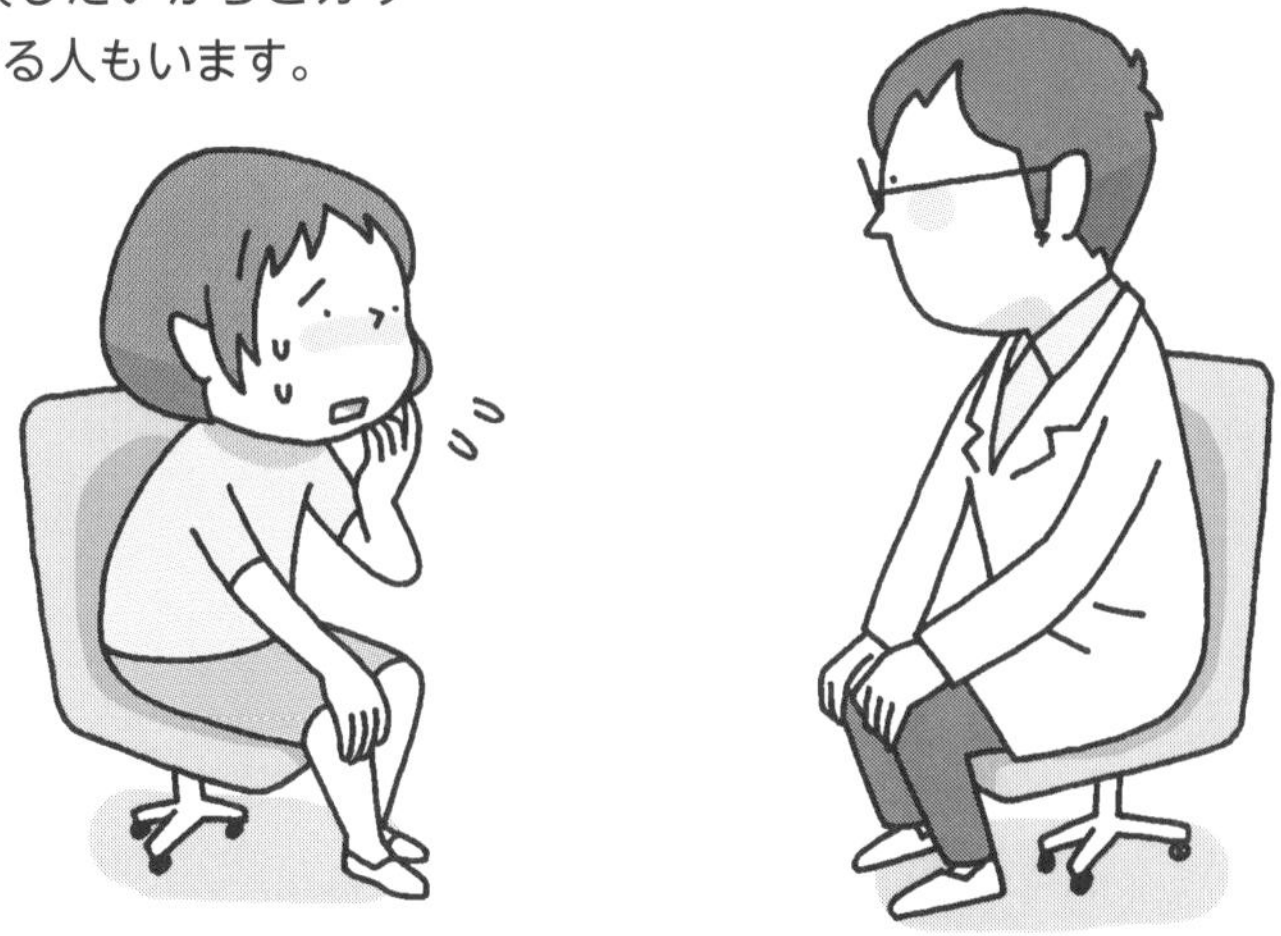

子どものころのようすを聞かれるので、受診前にまとめておこう

医師の診察（問診）のあと、いくつかの検査をおこない、診断に至る（→P21）

カウンセリングを受けたいなら

精神科や心療内科を受診してカウンセラーにつないでもらうことができる。自分で探すなら、臨床心理士、公認心理師の資格をもつ人にしよう

専門医を受診したいなら

かかりつけ医がいれば、紹介してもらう。発達障害の本の著者や監修者でもいい

探し方

- 産業医やスクールカウンセラーに聞く
- 精神保健福祉センターに聞く
- ネットで信頼できるところをみつける（公的な機関が運営しているサイト。またはサイトのプロフィールを確認する）

診断①

子どもと大人で発達障害の診断基準は異なる

大人の発達障害の診断には、子どもとは異なる診断基準が用いられます。大人では症状の現れ方に特徴があるため、それらをチェックする必要があるからです。

大人ならではの症状、困難さをチェックする

大人の発達障害の診断基準は、子どものものとは別です。大人の発達障害では社会や家庭での困りごとの質やレベルが子どもとは大きく異なるからです。例えば、ASDは人とのコミュニケーションが苦手であるため、大人になって人づき合いが複雑になると困難さが増します。こうした大人ならではの特徴を調べるには、大人のための診断基準が必要なのです。

診断基準には、アメリカ精神医学会の「DSM-5」や世界保健機関（WHO）の「ICD-10」、下記のハロウェルらによるものなどがあります。

■ 大人のADHD（注意欠如・多動症）の診断基準 ■

以下のAとBの基準を満たす場合とする。

A　次のうち、少なくとも15項目において慢性的な障害が認められる

1. 成果にかかわらず、実力を発揮できていない、目標を達成していないと感じている
2. 計画や段取り、準備をするのが困難
3. ものごとを先送りにする、取りかかれない
4. たくさんの計画を同時に進めているが、ほとんどは最後までやり遂げられない
5. 頭に浮かんできたことを時と場所、状況を考えずに口に出してしまう
6. 常に新しい刺激を求める
7. 退屈な状態にがまんできない
8. すぐに気が散って集中力がない。ときに異常に集中することがある
9. しばしば創造的、直感的かつ高い能力を示す
10. 決められたやり方や「適切な」手順を守るのが困難
11. 短気で、ストレスや欲求不満に耐えられない
12. 衝動性がある（言葉・行動の両面で）
13. 不必要な心配をする。心配の種をあれこれ見つける
14. 不安感がある
15. 気分が変わりやすい
16. 落ち着きがなく、気ぜわしい
17. 嗜癖《しへき》（耽溺）の傾向がある（アルコールやギャンブル、ショッピングなど）
18. 慢性的な自尊心の低さ
19. 不正確な自己認識
20. ADD（注意欠陥障害）または双極性障害、うつ病、薬物中毒、アルコール依存症などの家族歴がある

B　子どものとき、ADDだった（正確な診断でなくても、幼少期にそうした徴候や症状が思い当たる）

複数の検査、テストをおこなう

発達障害の診断では、発達検査や知能検査（WAIS- Ⅳなど）、性格検査などの心理検査、医師による問診をおこないます。特に重要なのは、子どものころから、困難さがあったかどうかです。

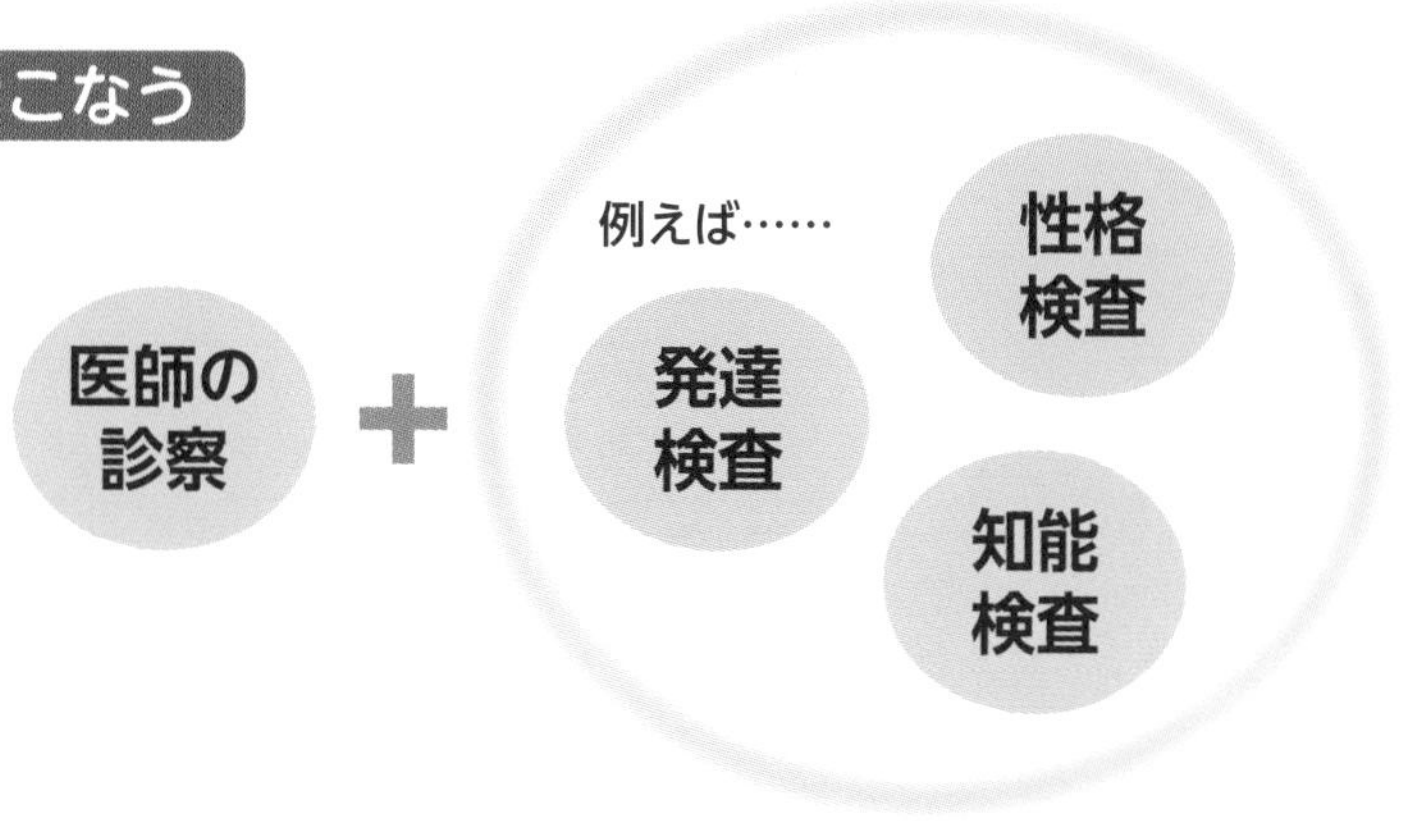
医師の診察
＋
例えば……
発達検査
性格検査
知能検査

■ ASD（自閉スペクトラム症）の診断基準 ■

以下のAからDまでの基準を満たす場合とする。

A　社会でのコミュニケーション、対人関係の持続的な障害で、以下の3点に当てはまる

1 社会的・情緒的な相互交流の障害（例：他者と適切な距離感で接することが困難、他者と興味や感情を共有することが少ない、自分の興味・関心にのみ集中して会話が一方通行になるなど）

2 他者との交流における非言語的コミュニケーションの障害（例：相手の表情やアイコンタクト、ジェスチャーなどの意味を適切に理解できず、それにともなうコミュニケーションが苦手）

3 年齢相応の対人関係を築き、維持することの障害（例：いわゆる空気を読む言動、その場に応じて臨機応変に振る舞うことが困難、他者への興味・関心が乏しく、友人関係を築くことがむずかしい）

B　限定されたパターン・様式の行動、興味、活動をくり返し、以下の2点以上に当てはまる

1 体を揺らす、指を鳴らすといった型にはまった体の動き、ものを一列に並べる、おうむ返し（相手と同じ言葉をくり返す）など、常同的・反復的な動作や行動、話し方をする

2 同一性に強いこだわりがあり、決まった手順・儀式化された行動や言語のルーティンを乱されたり変更されたりすると、抵抗したりパニック状態になったりする

3 過剰な集中があり、自分の興味の対象に非常に強い執着や愛着を示し、没頭する

4 感覚入力（刺激）に対する過敏性、あるいは鈍感性。または、周囲の環境（音や光、触感など）に対して過度に強い拒否反応または興味・関心を示す

C　症状は発達早期の段階で現れているが、後になって明らかになることもある

D　症状によって、社会（対人関係）や学業・職業、その他で重大な機能障害が起こっている

出典右：『へんてこな贈り物』エドワード・M・ハロウェル他著・司馬理英子訳　インターメディカルより改変
左：「DSM-5 精神疾患の診断・統計マニュアル」アメリカ精神医学会作成より改変

診断②

ADHD、ASDの境界線ははっきりしない

発達障害にはいくつかの種類があり、それぞれ中心的な核となる特性には違いがあります。一方で重なり合う部分もあり、そのため診断や鑑別がむずかしいこともあります。

異なる部分と似ている部分が混在している

ＡＤＨＤとＡＳＤは、それぞれ核となる特性は違います。ＡＤＨＤは集中力の持続や行動・感情のコントロールが苦手なところが目立ちますが、ＡＳＤでは人づき合いやコミュニケーション面での困難さが特徴です。

しかし、発達障害には明確な境界線がありません。そのため、現れている特性が一見ＡＤＨＤによるもののようでも、じつはＡＳＤが原因のこともあるのです。

また、ＡＤＨＤとＡＳＤを合併している場合や、発達障害の特性とまぎらわしい症状が現れる障害や病気（→Ｐ23）もあります。

発達障害は明確に区別できないこともある

発達障害には、ADHD（注意欠如・多動症）、ASD（自閉スペクトラム症）、SLD（限局性学習症）などがあります。それぞれの特性に基づき分類されていますが、重なり合う部分や両方の特性がみられることもあり、はっきりと区別できない場合も少なくありません。

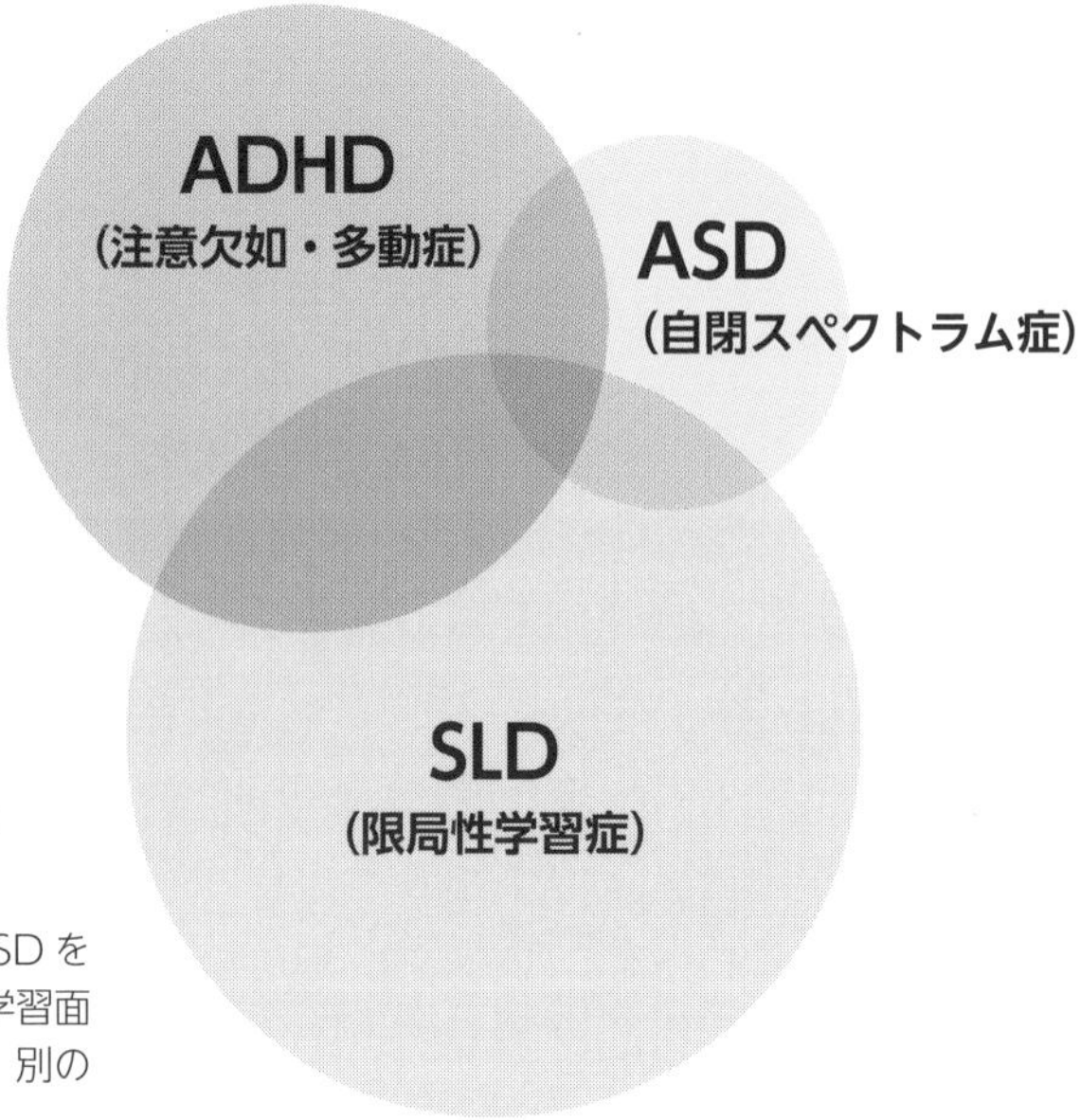

本書で解説するのは
ADHD と ASD

本書では、ADHD と ASD を解説している。SLD は学習面での困難が大きいため、別の対応策が必要

■ ADHD、ASD とまぎらわしい障害・病気 ■

限局性学習症（SLD）	全般的な知的水準は標準だが、読み書きや算数など特定の学習が極端に苦手なこと。「読字障害」「書字障害」「算数障害」がある。事務や計算の処理能力が低く、仕事の遅れやミスにつながりやすい点が ADHD と似ている。また、空間認知も苦手で、片づけがうまくできない点も ADHD とまぎらわしい
うつ病、うつ状態	これまでできていたことができなくなり、仕事や家事がとどこおる。発達障害の人はふだんから強いストレスにさらされており、努力しているのに注意や叱責を受けることで、二次障害としてうつ状態やうつ病になる場合もある（→ P92）
不安症（全般不安症）	仕事や家事、健康状態などあらゆることに不安を感じ、落ち着きがなく、緊張している。判断力の低下もみられる。動悸や発汗、不眠などの症状をともなうことも。ASD では不安が強い人がいるのでまぎらわしい
双極性障害	気分が落ち込むうつ状態と、逆に異常に気分が高揚する躁状態が交互に現れる。躁状態のときの落ち着きのなさや気分の変わりやすさ、活動性や大胆な行動、高額な買い物や性的活動の逸脱などの症状が ADHD に似ている。また、ASD の人によくみられる、過度な集中後に過労で寝込むようすともまぎらわしい
境界性パーソナリティ障害	感情が不安定で、自分や他者への評価がころころ変化し、感情や思考のコントロールがしにくい状態。見捨てられる不安から相手に執着するなど強い刺激を求める点が、ADHD の人が何かに集中するために刺激を求める点と似ている。また、ASD の人の他者への接し方と似ている場合もある
強迫症	手洗い、施錠などの確認を過剰に何度もおこなうためほかのことができず、生活に支障をきたす。日常生活がとどこおっている状態が ADHD と似ている。また、ASD では周囲にうまく適応できないときに強迫症状が現れることがある
統合失調症	幻聴などの幻覚や妄想が出現し、その影響で日常生活に支障をきたす。発症は中学生～大学生くらいまでが多いが、成人にもみられる。片づけられない症状が ADHD と似ているが、極端な場合は統合失調症が疑われる
軽度知的発達症	知的発達が実年齢よりも低い状態。言葉や抽象的な事柄の理解に遅れがあるが、身の回りのことは一人でできる。学習面で遅れがあるものの、経験を積むことで解決する能力は身につくことが多い。発達障害と合併していることもある

合併

ＡＤＨＤ？ ＡＳＤ？ じつは合併が多い

本やネットで調べたり、セルフチェックをしてみたりしても、自分がＡＤＨＤとＡＳＤのどちらなのかわからない人もいるでしょう。その理由の一つとして、合併が考えられます。

自分はどっちなのかわからない

　発達障害について本やネットで調べ、セルフチェックをやってみたものの、自分は ADHD なのか、ASD なのかわからなかったという人は多いでしょう。

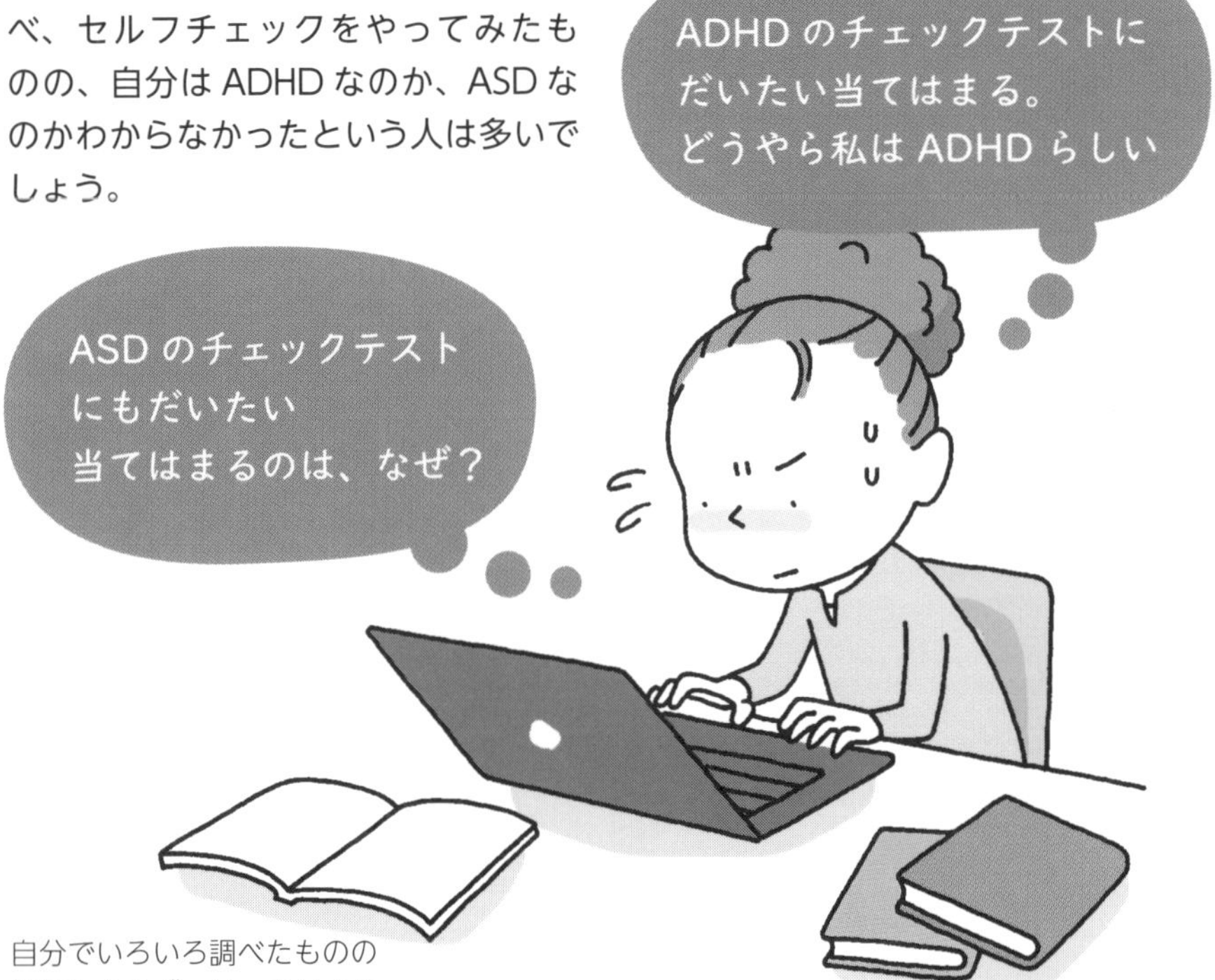

ADHD のチェックテストにだいたい当てはまる。どうやら私は ADHD らしい
ASD のチェックテストにもだいたい当てはまるのは、なぜ？

自分でいろいろ調べたものの結局わからず、はっきりさせるために受診する人も多い

合併している人は意外に多い

　発達障害を疑って受診する人は、自分がＡＤＨＤかＡＳＤのどちらかだとうすうすわかっている人もいれば、どっちなのかわからず、はっきりさせたい人もいます。

　発達障害は定型発達との境界線だけでなく、発達障害どうしの境界線もあいまいです。セルフチェックなどをやってみても自分がＡＤＨＤなのかＡＳＤなのかわからず、両方に当てはまるような気がするのもこのためです。

　医療機関では問診票やテストで両方の要素をチェックしますが、ＡＤＨＤとＡＳＤを合併している人は、意外に多いといえます。

合併だとわかると納得する人も

専門医を受診し、診察の結果、ADHDとASDを合併しているとわかると、これまでの疑問やもやもやが解消されて納得がいったという人もいます。

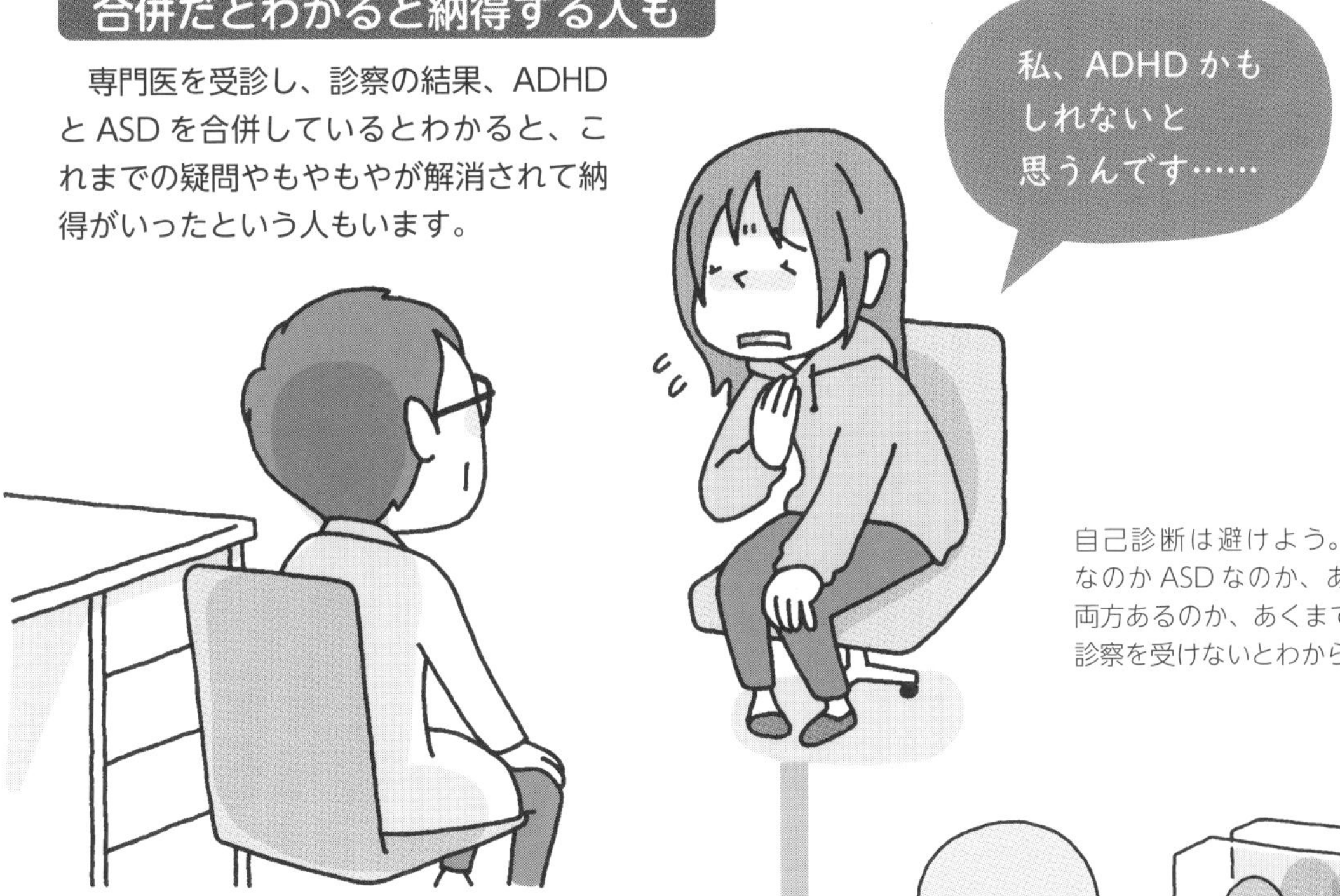
私、ADHDかもしれないと思うんです……

自己診断は避けよう。ADHDなのかASDなのか、あるいは両方あるのか、あくまで医師の診察を受けないとわからない

診察や検査から総合的に診断

検査や問診票では、ADHDとASDの両方の特性があるか、あるいはほかの精神疾患などではないかをチェックします。こうして総合的な所見から、診断に至ります。

ASDはADHDよりわかりにくい

ADHDの特性は不注意や片づけが苦手というように、どちらかといえば見てわかるものです。一方、ASDの特性であるコミュニケーションの困難さやこだわりの強さは、適応力がある大人の女性では表に出にくい傾向があります。そのため自分ではADHDだと思っても、じつはASDを合併していることは少なくありません。

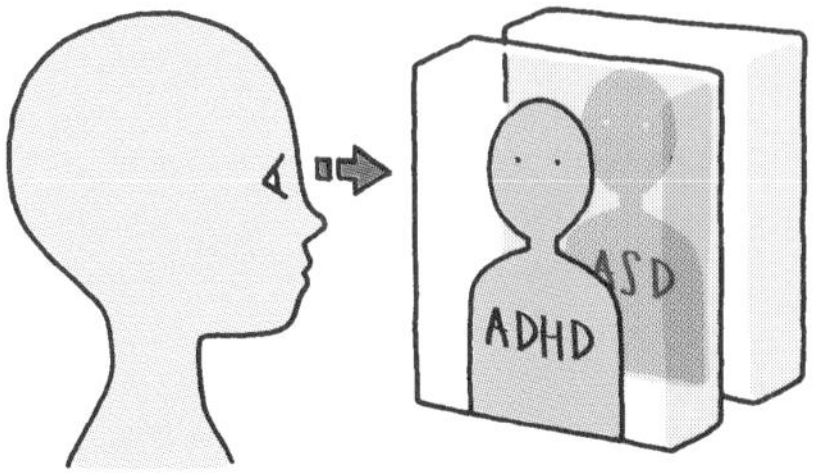
ADHD
ASD

ADHDの特性が前面に出て、ASDが隠れていることもある

グレーゾーン

自分は発達障害かもしれないと思う

グレーゾーンとは、発達障害と定型発達のどちらとも言えない状態だと解釈している人が多いかもしれませんが、そうとは限りません。グレーゾーンという表現をするには理由があるのです。

グレーゾーンとするのは

グレーゾーンとは、診断がつかないボーダーラインにあるというような単純な考え方ではありません。患者さんやその家族、周囲の人の状況に応じて考えなければならないことです。

診断がつくが、あえて「グレー」とするケース

患者さんによっては、発達障害であると診断されることを否定的にとらえている場合がある。診断がつくことで強いショックを受けると考えられるようなときは、あえて「グレーゾーン」と診断する

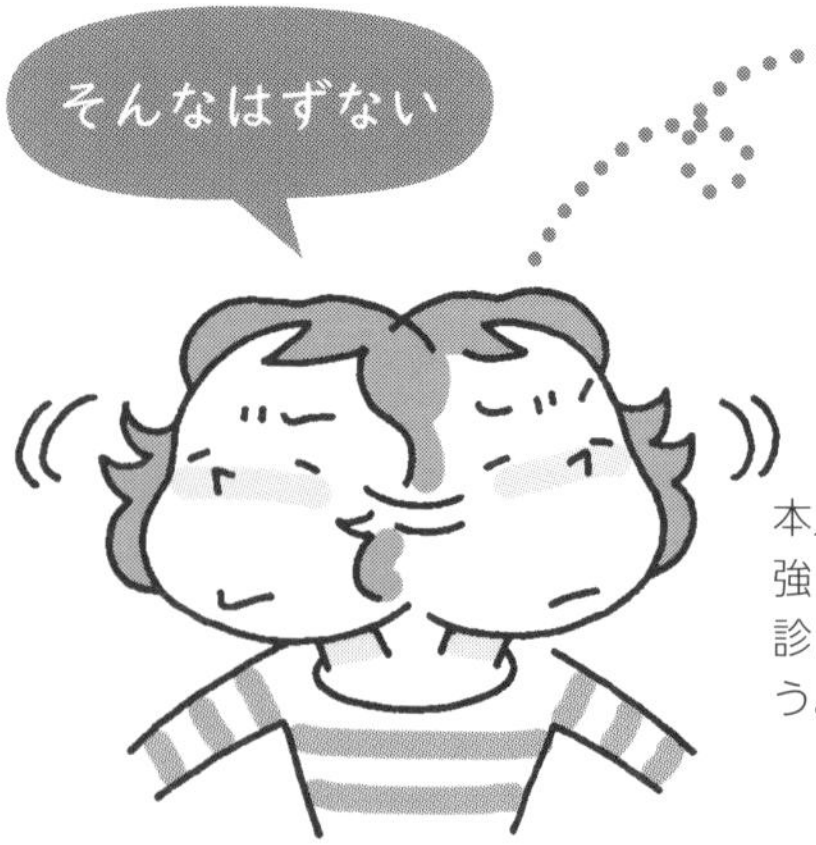

本人が発達障害であることを強く否定している状態では、診断によって傷ついてしまう。それを避ける配慮も必要

発達障害とはいえないが、「グレー」と診断するケース

診断基準にしたがうと発達障害だと診断するのが微妙な場合でも、本人や家族、周囲の人が非常に困っているケースでは、「グレーゾーン」と伝えることで患者さんが安心し、納得できることもある

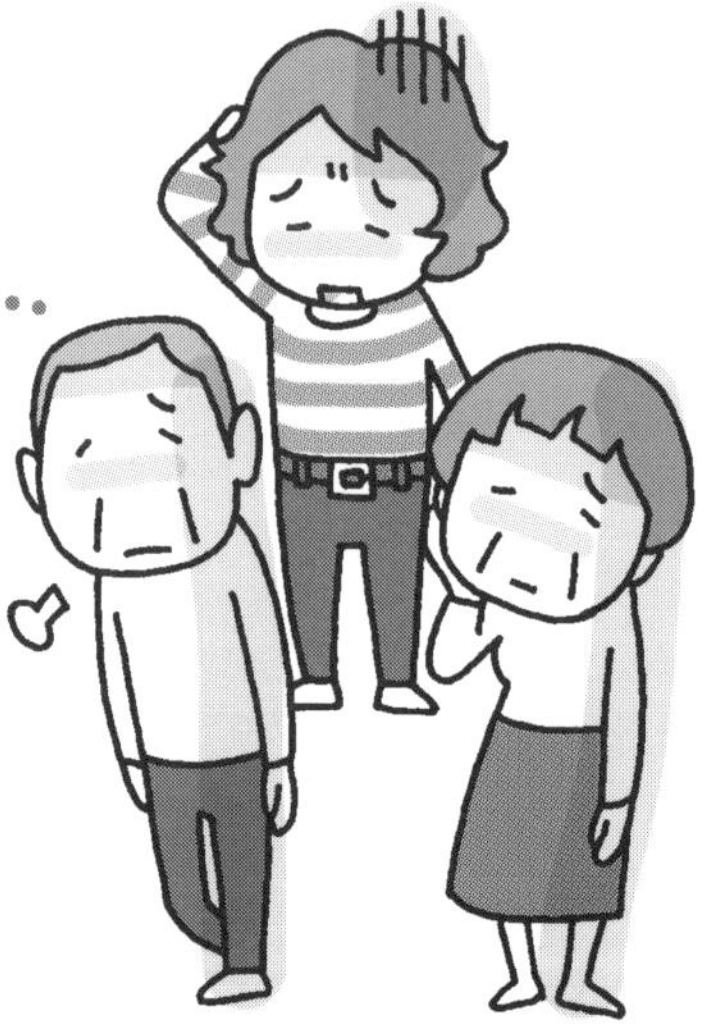

診断をつける際には、本人や周囲の人たちがどれくらい困っているのか、生活にどれくらい支障をきたしているのかがポイント

周囲が困っているときには

本人は困っていないけれども周りが困っているケースもあります。それは「困っていない」には入れないほうがいいでしょう。周りが困っているということは、客観的にみれば、その人の存在じたいや、その人をとりまく環境に困難があるということです。なんらかの対応をしないと、その人の人生は困ったことになりかねません。

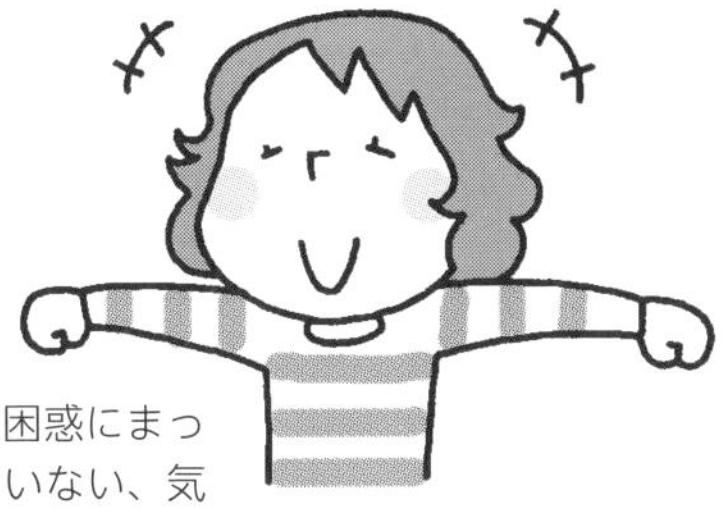

本人は周囲の困惑にまったく気づいていない、気にしていないこともある

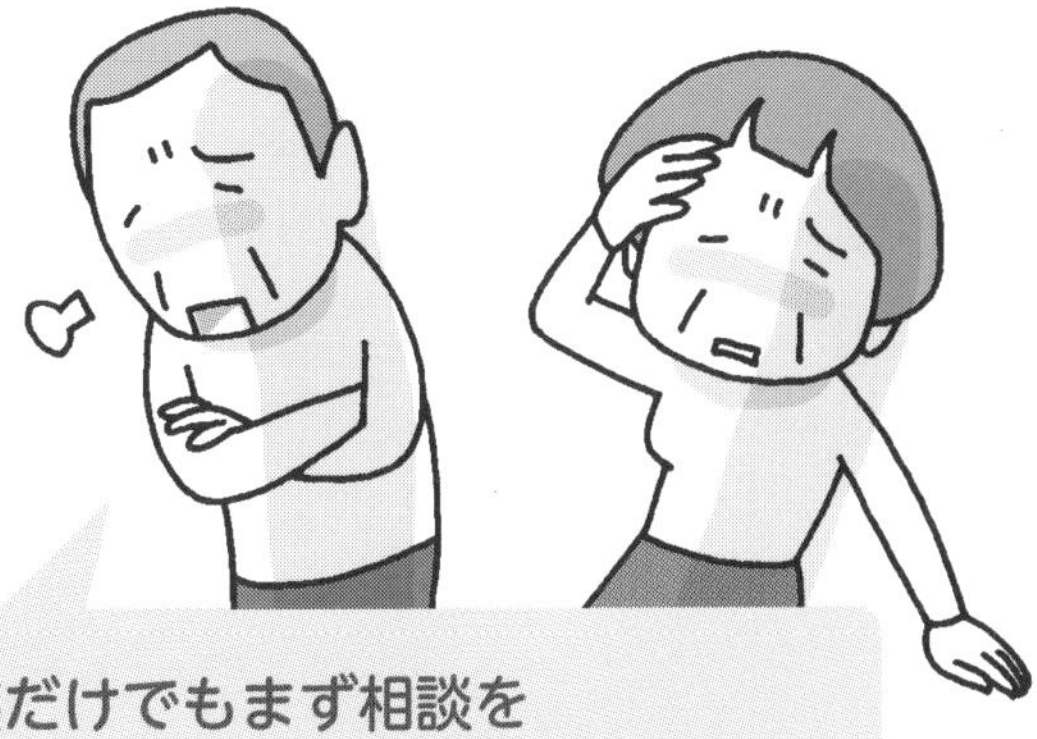

注意

職場の上司や同僚はどう接する？

本人に「発達障害なんじゃないの？」などと言うのは禁句。よいところに着目して伸ばし、苦手なところはフォロー。「困ったことない？」などと尋ね、進捗状況はひんぱんにチェックしよう

家族だけでもまず相談を

クリニックやカウンセラーに、家族だけで相談に行くことを検討しても（→P18）。ただし、自費の場合が多い。受診前に、本人が受診できないこと、費用などを確認しよう

診断はスパッと割り切れるものではない

グレーゾーンとは、発達障害と診断するほどではないけれど、定型発達でもないような状態です。

発達障害の診断はスパッと割り切れないこともあります。大切なのは、診断がつくかつかないかより、診断により対応の方向性がわかるかどうかを考えることです。

発達障害は高血圧の診断に似ている

例えば、妊娠検査では陰性なのか陽性なのかはっきりと判別できます。一方、高血圧は診断に幅があって、薬で治療するほどでなくても、数値によっては高血圧に準じた生活改善が必要です。

「グレーゾーン」という診断も、高血圧の診断と似ています。はっきり診断がつかなくても、その傾向があるのですから、特性に合った対処が必要なのです。

原因

大人になって特性に気づく人が多い

発達障害の原因はまだくわしいことはわかっていませんが、生まれつき脳の機能に不具合があるためと考えられています。そして、なぜ不具合が起こるかはよくわかっていません。

脳の一部の働き方に原因がある

発達障害には脳の一部の機能低下が関係しているといわれています。機能低下は生まれつきのもので、育て方や、その子の性格は関係ありませんが、特性の強弱や現れ方には環境が大きく影響します。

前頭前《ぜんとうぜん》野《や》

記憶や感情の制御、行動の制御など、脳の中で最も高度な精神活動をつかさどる部位

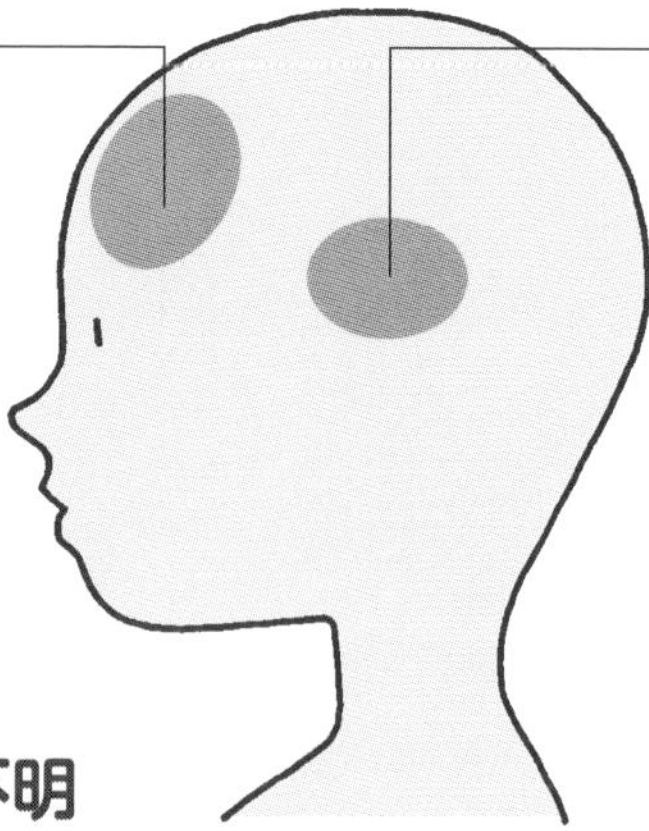

大脳辺縁系《だいのうへんえんけい》
（海馬《かいば》や扁桃体《へんとうたい》など）
大脳《だいのう》基《き》底核《ていかく》

大脳辺縁系は喜怒哀楽などの感情の表出、食欲や性欲、睡眠欲、意欲などの本能、記憶や自律神経の働きに関与。大脳基底核は運動調節、認知機能、感情、動機づけや学習などの機能をつかさどる部位

全容はまだ不明

ADHDでは前頭前野の働きが弱く、感情や行動をうまくコントロールできないと考えられています。また、発達障害には小脳の働きや神経伝達物質も関係しているといわれます。

ADHDでは神経伝達物質も関与

神経伝達物質とは、神経細胞間にあるシナプスで情報のやり取りを担う物質。ドパミンやセロトニン、ノルアドレナリンなどがあります。ADHDではシナプス間の情報伝達がスムーズにおこなわれていないと考えられています。

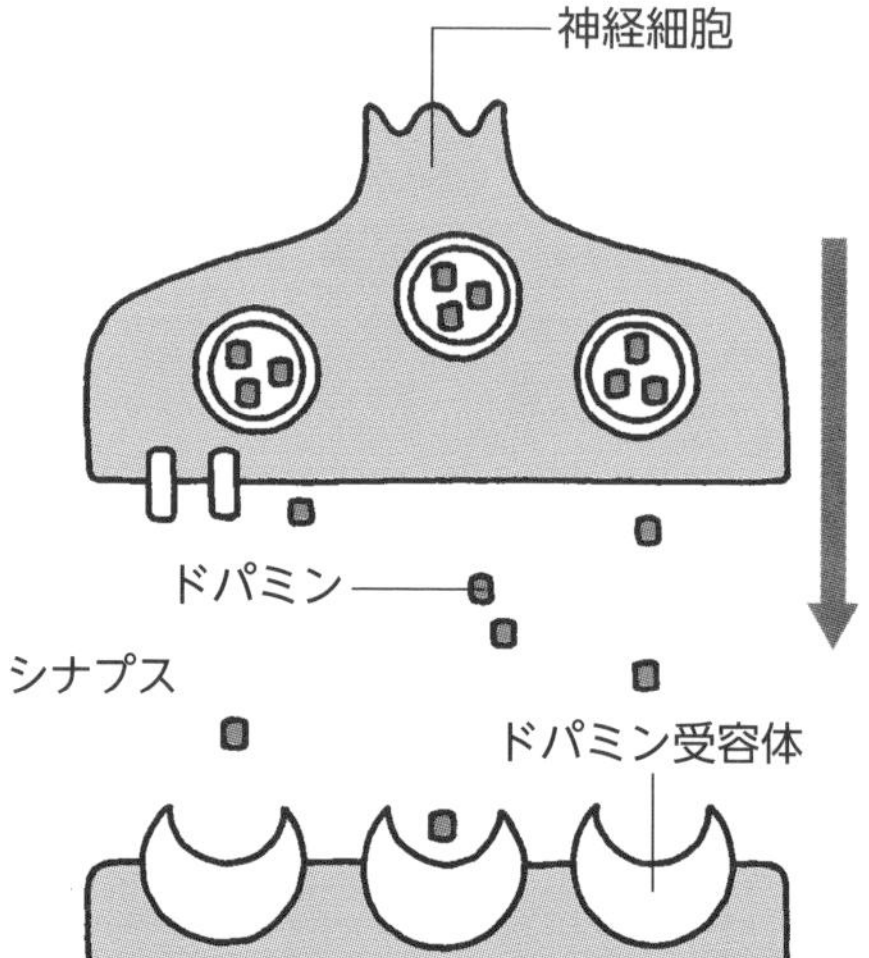

シナプスの間でドパミンが放出され、それがドパミン受容体と結合することで情報が伝達される

職場や家庭で特性が目立つようになる

女の子の場合、子どものころはADHDやASDであっても、本人も周囲の人もそれに気がつかないことが多いのですが、成長にともなって困りごとやトラブルが目立つようになってきます。

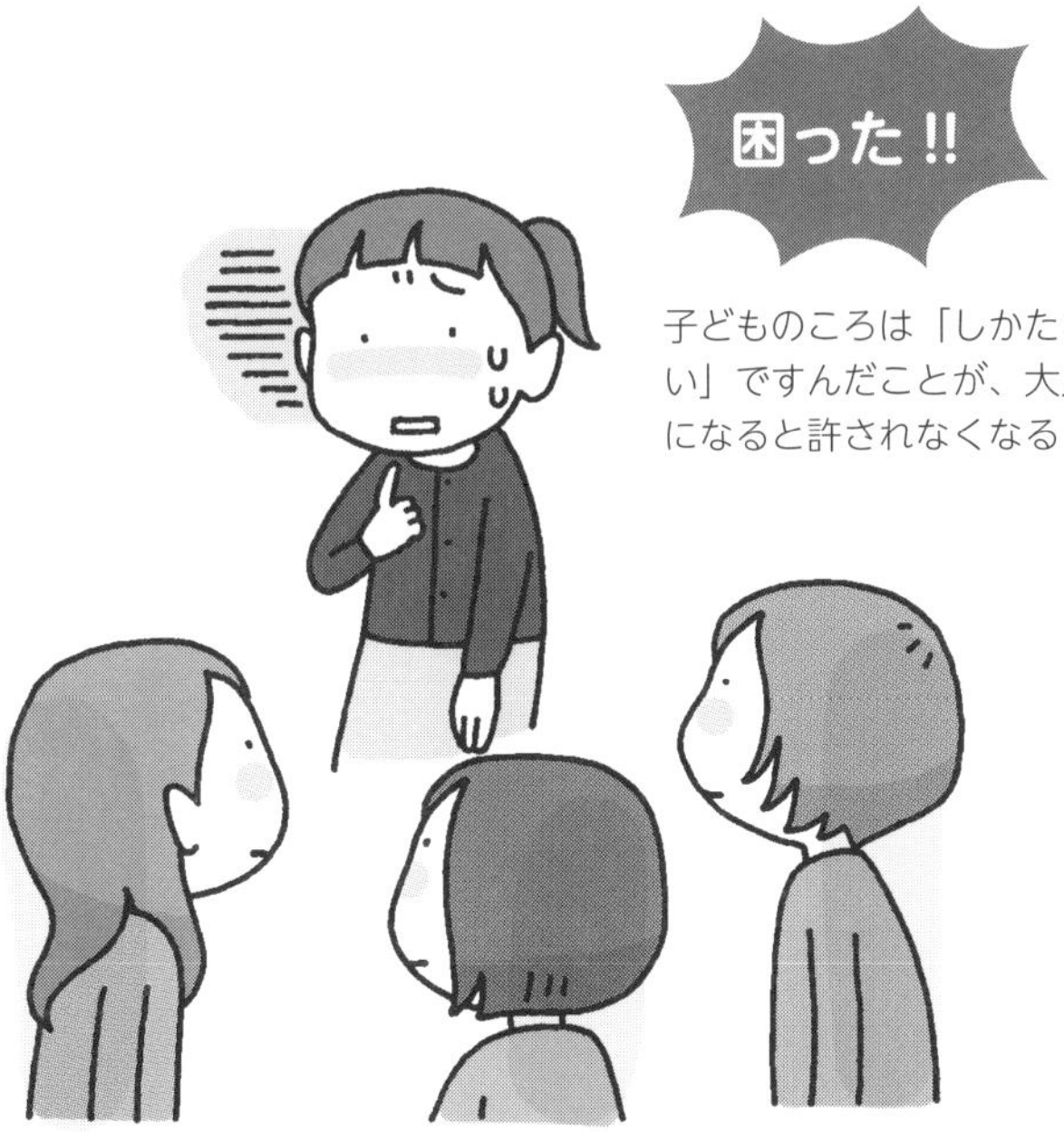

子どものころは「しかたない」ですんだことが、大人になると許されなくなる

子どものころは周囲がサポートしていたが……

幼児期から小学生くらいの間は、困りごとやトラブルがあっても親や教師がサポートしてくれる

↓

大人になり、周囲の指摘が増えて気づくことに……

中学生から高校生、大学生、そして社会人になるにつれ、さまざまな状況になったり、多くの人とかかわったりするようになる。すると、発達障害の特性による影響でトラブルが表面化する

特性の現れ方によっては気づきにくいことも

ＡＤＨＤは、たいてい幼児期から小学校に入るころになると特性が徐々に明らかになってきます。ただ、女の子は男の子に比べると、衝動性や多動性があってもあまり目立ちません。「活発な子」だと思われるくらいです。さらに、ぼんやりや不注意なところがあっても、子どものうちは親も周囲の人もあまり気づきません。

ＡＳＤも子どものうちは特性がわかりにくい

ＡＳＤでは人とのかかわりが苦手ですが、やはり子どものうちは「おとなしい子」「引っ込み思案な子」と思われて、こだわりなどの特性が現れても「少し変わった子」と思われるぐらいです。

このように知的発達の遅れがない、女性の発達障害は、本人も周囲も気づきにくいのです。

生活に支障をきたす場合には薬物療法も

ADHDによる特性で生活に支障をきたす場合、薬物療法を検討することがあります。不注意や多動性、衝動性を抑えて、特性が原因となる困りごとやトラブルを減らす手助けになります。

ADHDの困難さには薬を用いることも

発達障害の人の困りごとやトラブルに対処するには、カウンセリングなどの心理社会的治療（→P32）のほか、ADHDでは薬による治療もあります。

発達障害そのものを治す薬ではありませんが、脳内の神経伝達物質を調整する作用があります。大人のADHDには三種類の薬が用いられています（→P31）。

そのほかに、ADHDやASDにともなう二次障害によって引き起こされるうつ状態やうつ病、不安などがある場合は症状に応じて、抗うつ薬や抗不安薬、気分安定薬などを用いることもあります。

日々のつらさを軽減するのが目的

ADHDの特性である不注意や多動性、衝動性を抑えて、それらが原因で起こるトラブルを減らします。健康保険が適用され、医師の処方箋により出される薬で、市販薬のように自分で自由に買うことはできません。

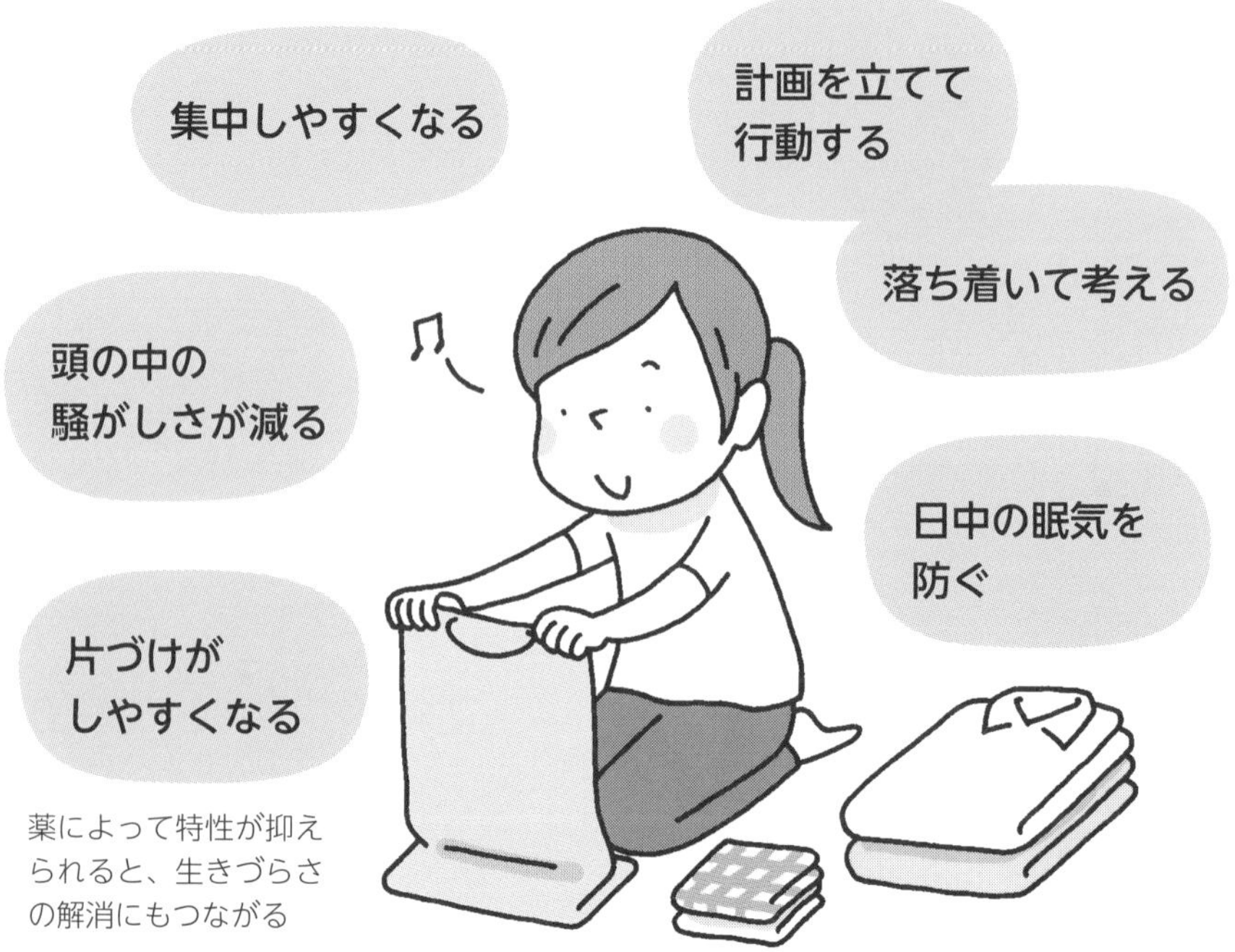
集中しやすくなる
計画を立てて行動する
落ち着いて考える
頭の中の騒がしさが減る
日中の眠気を防ぐ
片づけがしやすくなる

薬によって特性が抑えられると、生きづらさの解消にもつながる

■ ADHDの治療に用いられる代表的な薬 ■

薬剤名	効能・服用法	副作用・注意点
コンサータ（メチルフェニデート）	●中枢神経刺激薬。中枢神経に作用して、神経伝達物質のドパミンやノルアドレナリンのバランスを調整する ●18mg、27mg、36mgの3種類があり、これらを組み合わせて1日18～72mgまでの範囲内で処方し、副作用の起こらない量を調整しながら用いる ●自分に合った服用量であれば、効果が約12時間持続する ●効果があるかどうかは、本人だけでなく、家族がようすを観察するとよい	●食欲不振や睡眠障害が起こることがある ●眠れない場合があるので、服用時間を午前の早い時間にする ●チックが現れた場合は医師に報告し、別の薬に変更する ●薬の効果で仕事や家事がはかどって、作業量が増えると過労になることがあるため注意する
ストラテラ（アトモキセチン）	●選択的ノルアドレナリン再取り込み阻害薬。神経伝達物質のノルアドレナリンやドパミンのバランスを調整する ●5mg、10mg、25mg、40mgの4種類があり、1日1～2回の服用が基本 ●大人の場合は、1日40mgから開始して、効果のある量を確定する。効果がわかるまでに2～4週間かかる ●コンサータと比べて、効果の発現は比較的穏やか	●食欲不振、眠気、腹痛などが起こることがあるが、1週間程度で慣れてくることもある
インチュニブ（グアンファシン）	●選択的α2Aアドレナリン受容体作動薬。受容体を刺激し、神経伝達を増強させることで症状を改善する ●体重に応じて服用量を決め、1週間以上の間隔をあけて少しずつ増量しながら、1日4～6mgの範囲内で服用量を決める ●服用は1日1回。服用後、1～2週間で効果が現れはじめる	●もともと高血圧の治療薬であるため、低血圧や徐脈、ふらつき、めまい、立ちくらみなどの症状が現れることがある ●眠気が出るため、夕食後の服用が望ましい

治療②

心理社会的治療で対人スキルを身につける

発達障害の人は、周囲の人と良好な関係を維持するのがむずかしくなりがちです。これを改善するには心理社会的治療で、人とのつき合い方を学ぶことが必要です。

人づき合いの悩みが最も多い

大人になると、家庭内でも職場や学校などでも対人関係が複雑になります。困りごとやトラブルを減らすには、対人スキルを身につける治療が必要になります。

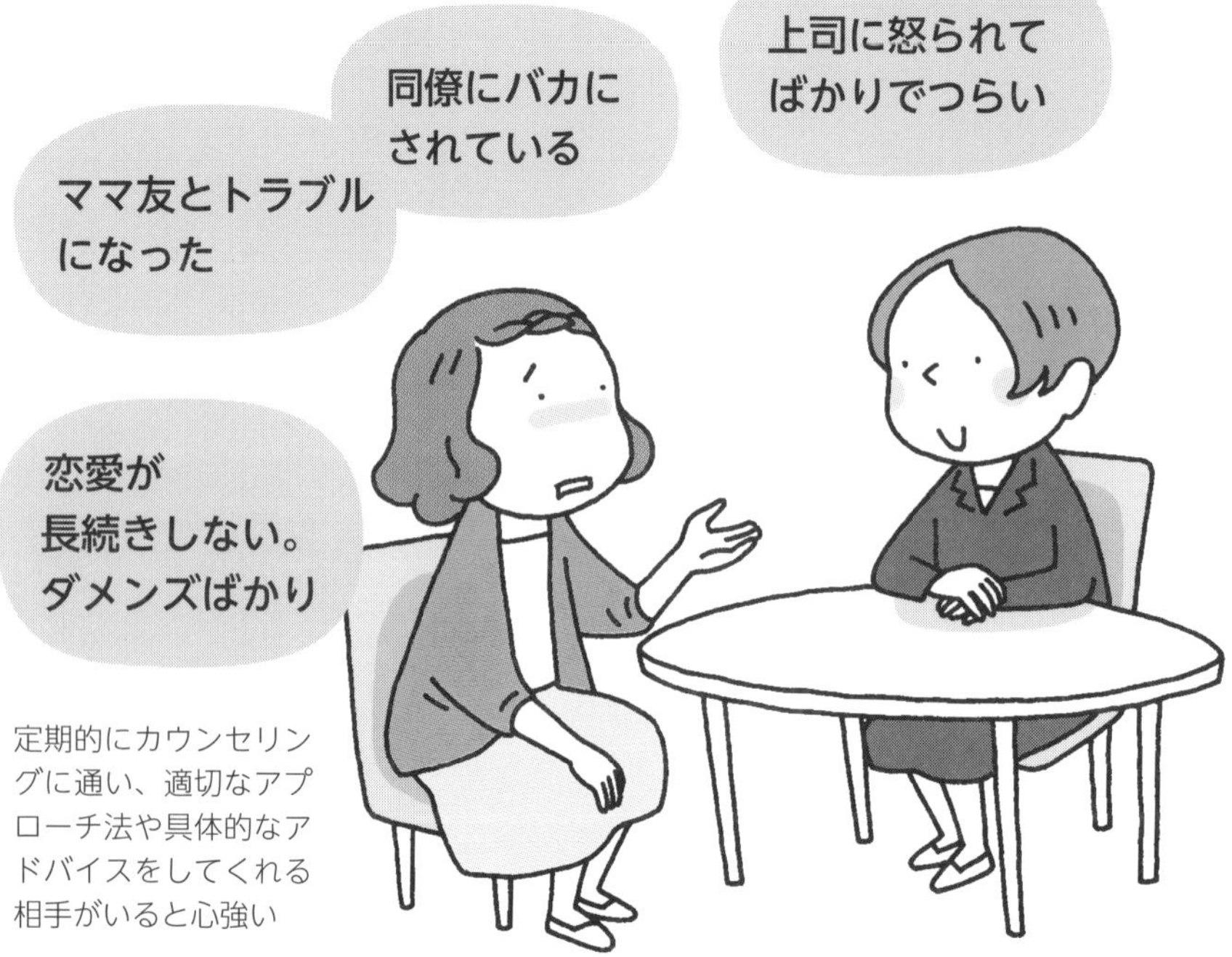

友だちがいない
上司に怒られてばかりでつらい
同僚にバカにされている
ママ友とトラブルになった
恋愛が長続きしない。ダメンズばかり

定期的にカウンセリングに通い、適切なアプローチ法や具体的なアドバイスをしてくれる相手がいると心強い

対人スキルをつけるには会話や対話が大切

女性の発達障害による困りごとで多いのは、人間関係です。もともとコミュニケーションが苦手な特性があるうえ、女性どうしの会話は、話題がひんぱんに変わるなど、対応がむずかしいのです。

困難を改善するには、心理社会的治療、家族療法、集団療法が有効です。発達障害の知識を得られるだけでなく、人とのつき合い方を学び、対人スキルを身につけることができます。

また、同じ悩みをもつ人たちと話し合ったり、工夫していることを聞いたりするのは、問題に直面してもくじけない力になります。

自分に合った方法を選べばよい

対人スキルを身につける方法としては、心理社会的治療のほか、集団療法、家族療法などがあります。自分に合った方法を選びましょう。

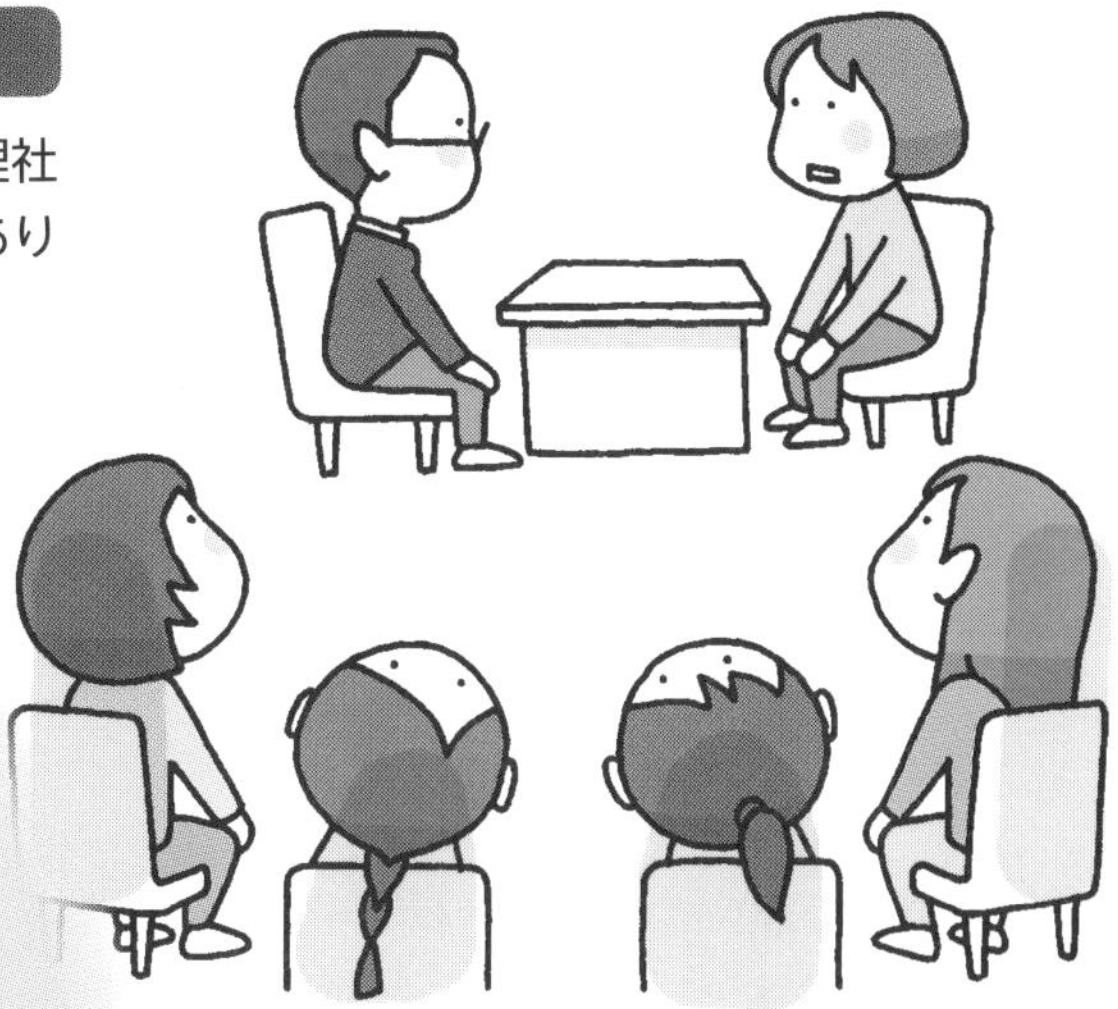

就活の面接を練習するSST。見ている人も感想や問題点を話し合う

心理社会的治療

発達障害への理解を深める。カウンセリングでは日々の行動を一緒に考え、具体的な方法を示したり、励ましたりする。認知行動療法では自分自身の言動や考え方、行動パターンなどを見直して、心の負担を軽減したり、問題解決に導いたりする。社会適応するスキルを身につけるSST（ソーシャル・スキル・トレーニング）では、周囲の人との接し方や会話のしかたなどを具体的に想定して学ぶ

集団療法（ピアカウンセリング）

発達障害のある当事者が集まり、自分の悩みや困りごとを話し合ったり、相談し合ったりする。自分と同じ状況の人がいると知ることで孤独感を癒やしたり、共感し合ったり、モチベーションを高めたりできる

家族療法

夫婦や親子などが一緒にカウンセリングを受けるもの。本人と家族にそれぞれADHD、ASDについて理解を深めてもらい、お互いが一緒に生活するための方法を考えたり、提案したりする

医師や心理士など専門家が実施しているものもある

コラム

診断や鑑別には時間を要することが多い

子どものころのようすなどくわしく聞きとる

発達障害の診断では、複数の検査をおこない、問診で子どものころの発育経過や現在に至るまでの状況を聞きとります。

もしあれば、学校の通知表や連絡帳、または母子手帳などを持参してもらい参考にします。

また、親やきょうだいなど家族にも一緒に受診してもらえば、本人だけに話を聞くよりも正確に状況を把握できることもあります。

医療機関によっては事前に問診票を記入

病院によっては初診に先だち、くわしい問診票の記入が必要なところも多くあります。

病院のホームページからダウンロードできることもあるので、受診前に落ち着いて記入したい人は、ホームページをチェックするなど準備しておくと安心です。

このように発達障害の診断・鑑別には多くの情報が必要です。女性の場合、子どものころの特性が見落とされがちです。検査や聞きとりのために初診時だけで数時間を要することもあります。

検査や診断結果は後日知らされることが多く、しばらく通院することになります。時間がかかりますが、むしろ、安易な診断をする医療機関には注意しましょう。

さまざまなテスト、問診票に回答するには２～３時間かかることもある。そのあとで医師の診察となる

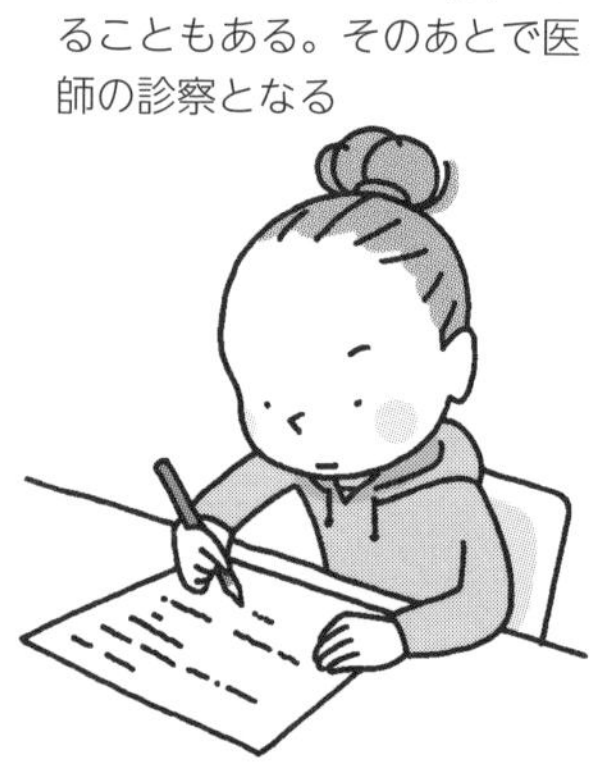

2 プライベートでの困りごと——こんなとき、どうする？

女性は家事や子育てで期待される役割が多く、発達障害の人は、

ふだんの生活でしばしば困りごとやトラブルに見舞われます。

恋愛やお金のことで深刻な状況に陥ったり、

なぜかいつも夫婦げんかになったり……

少しでも楽になる方法を考えていきましょう。

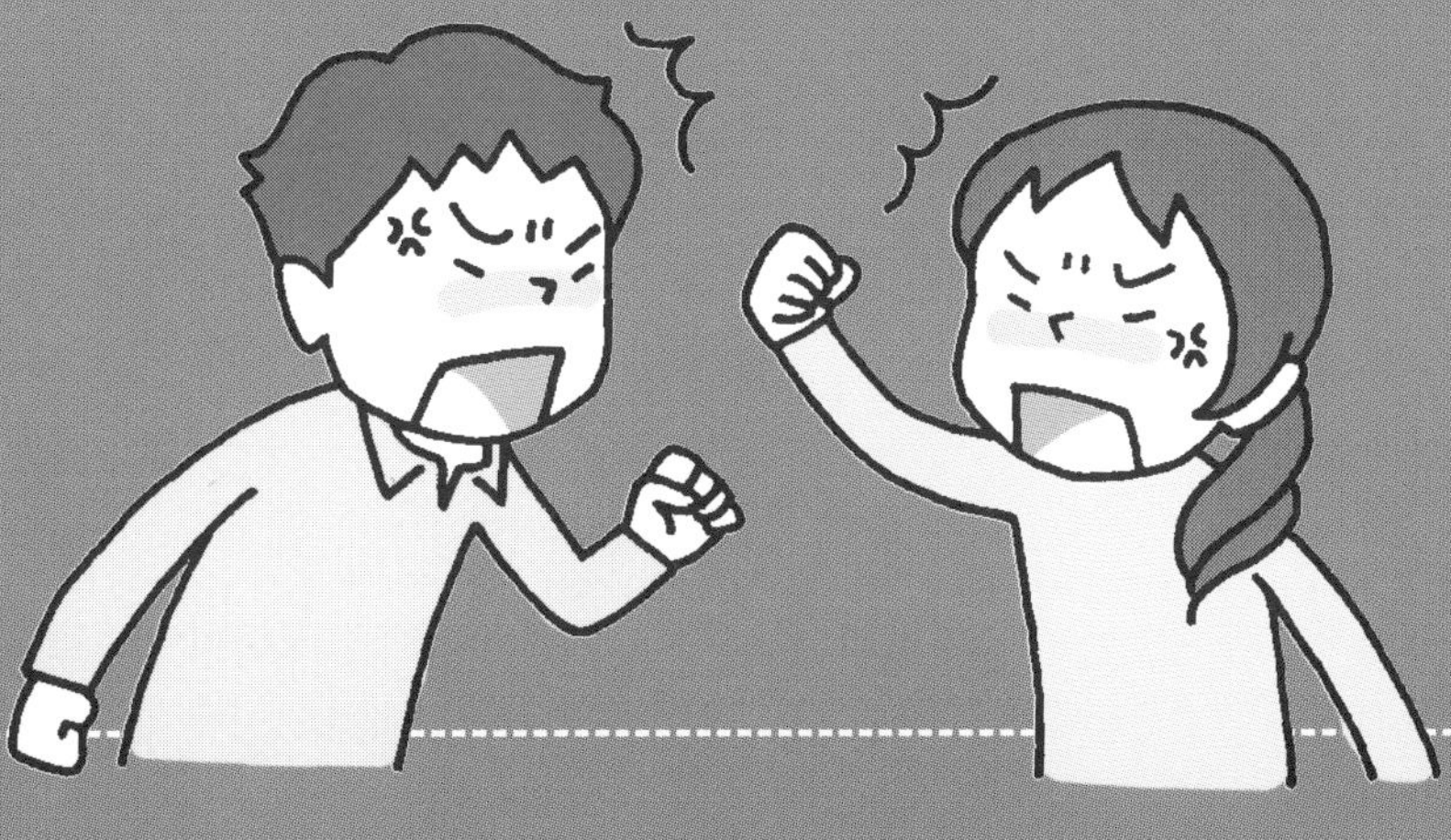

心得ておくこと①

ADHDの特性は生活全般に影響する

大人のADHDは、子どもよりも困りごとが深刻になります。日常生活でも、対外的なことや家庭内のことなど、自分一人だけの問題ではすまず、周囲にも影響がおよぶからです。

家事や人づき合いなどで困りごとがたえない

ADHDの特性は、現れ方や程度は人それぞれですが、日常生活のあらゆるところに影響して、困りごとが起こります。

ルーティンが苦手な人は、掃除、洗濯、料理などの家事がうまくまわりません。近所づき合いは女性の役割のことが多く、うっかりして対外的なことがおろそかになると、人づき合いに支障をきたします。家庭内では家事や子育てのことで家族ともめる原因になります。衝動買いをしてしまう人は、経済的な問題も起こります。こうしたことから、自責の念にたえず、落ち込んでしまう人もいます。

対外的にも

連絡を忘れたり、お金の振り込みを忘れたりなど、対外的なことで困った状況に陥りがちです。ときには、信用をなくすこともあり、自分でも嫌になってしまいます。

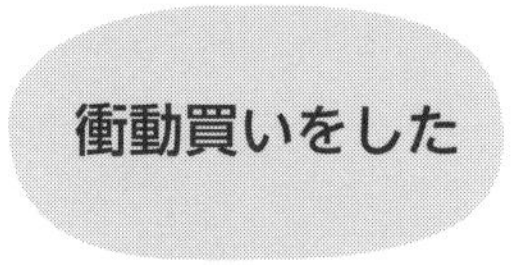
衝動買いをした

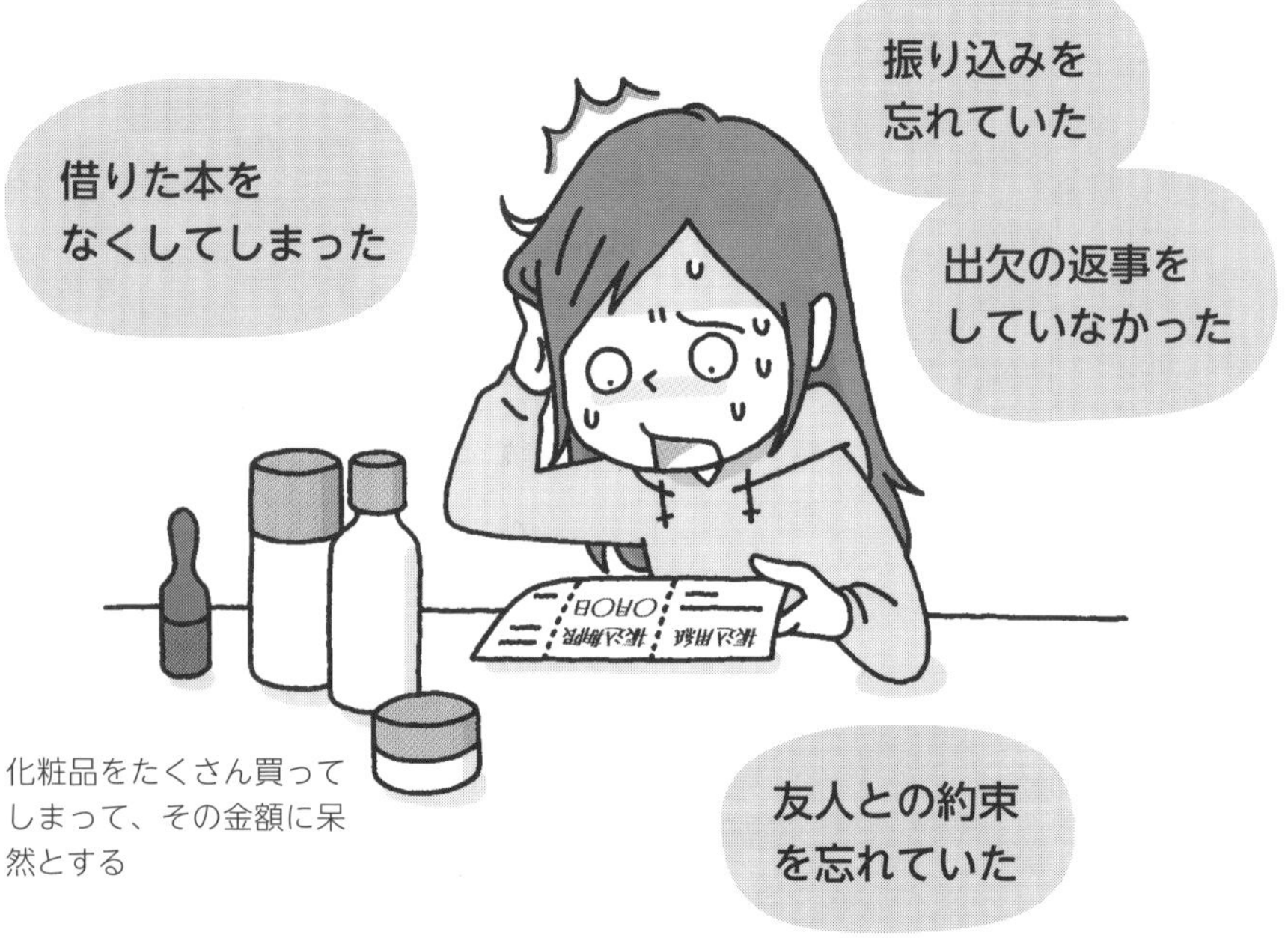
振り込みを
忘れていた
借りた本を
なくしてしまった
出欠の返事を
していなかった
友人との約束
を忘れていた

化粧品をたくさん買ってしまって、その金額に呆然とする

家庭でも

ADHD の人はルーティンワークが苦手で、家事がとどこおりがちです。感情のコントロールも不得手で、家事や子育てのやり方をめぐって夫婦間でけんかが増えるなど、深刻な状況に陥ります。

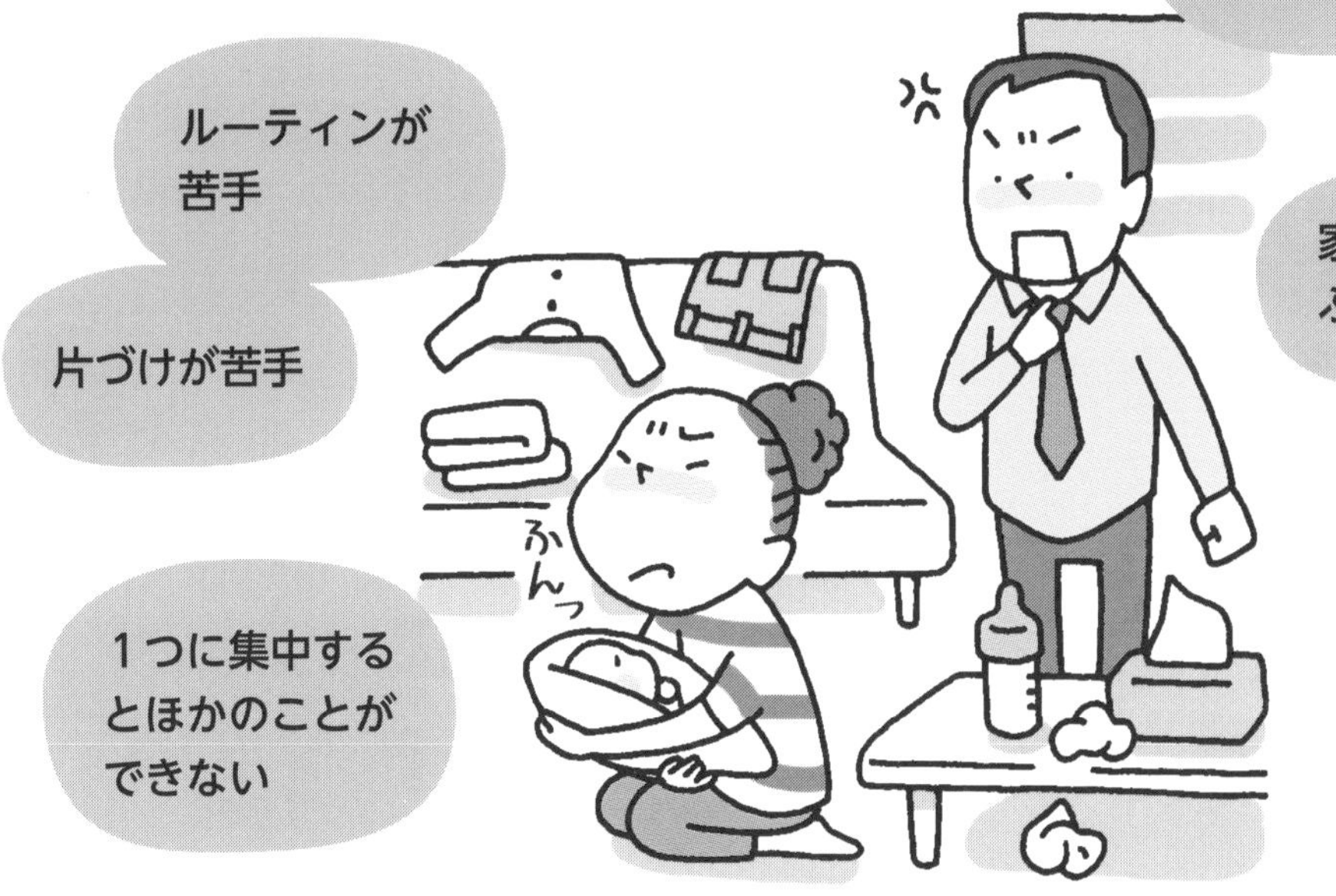
時間配分が
できない
家が散らかっている
ルーティンが
苦手
家族に感情を
ぶつけてしまう
片づけが苦手
ふんっ
1つに集中する
とほかのことが
できない

子どもの世話にかかりきりで、夕食ができていない。帰宅した夫に言われるとカチンときて、けんかになる

過集中という特性も

ADHDには、集中が続かず気が散りやすい特性がありますが、一方で、過集中することもあります。時間配分やエネルギー配分が苦手なため、いまやらなくてもいいことや、やるべき程度以上に集中してしまうのです。その結果、ほかのことがおろそかになってしまいます。

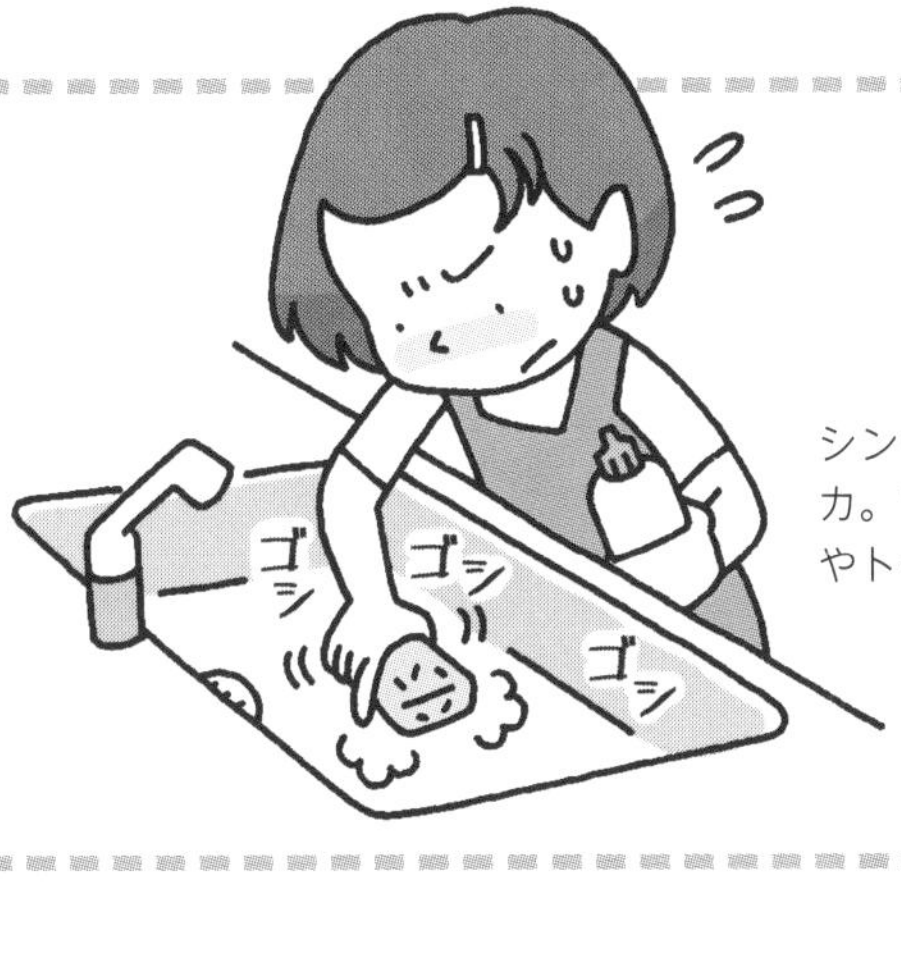
ゴシ
ゴシ
ゴシ

シンクはピカピカ。でも風呂場やトイレは放置

心得ておくこと②

ASDの特性は対人関係への影響が大きい

ASDの人は、特に人とのつき合い方で困る傾向があります。コミュニケーションをとるのが苦手なため、誤解されたり、周囲から浮いたりしてしまうのです。

人とのかかわり方の４タイプ

他者への態度や行動パターンによって以下の４つのタイプがあります。

1. 受動型
2. 積極奇異型
3. 孤立型
4. 形式ばった大仰な型

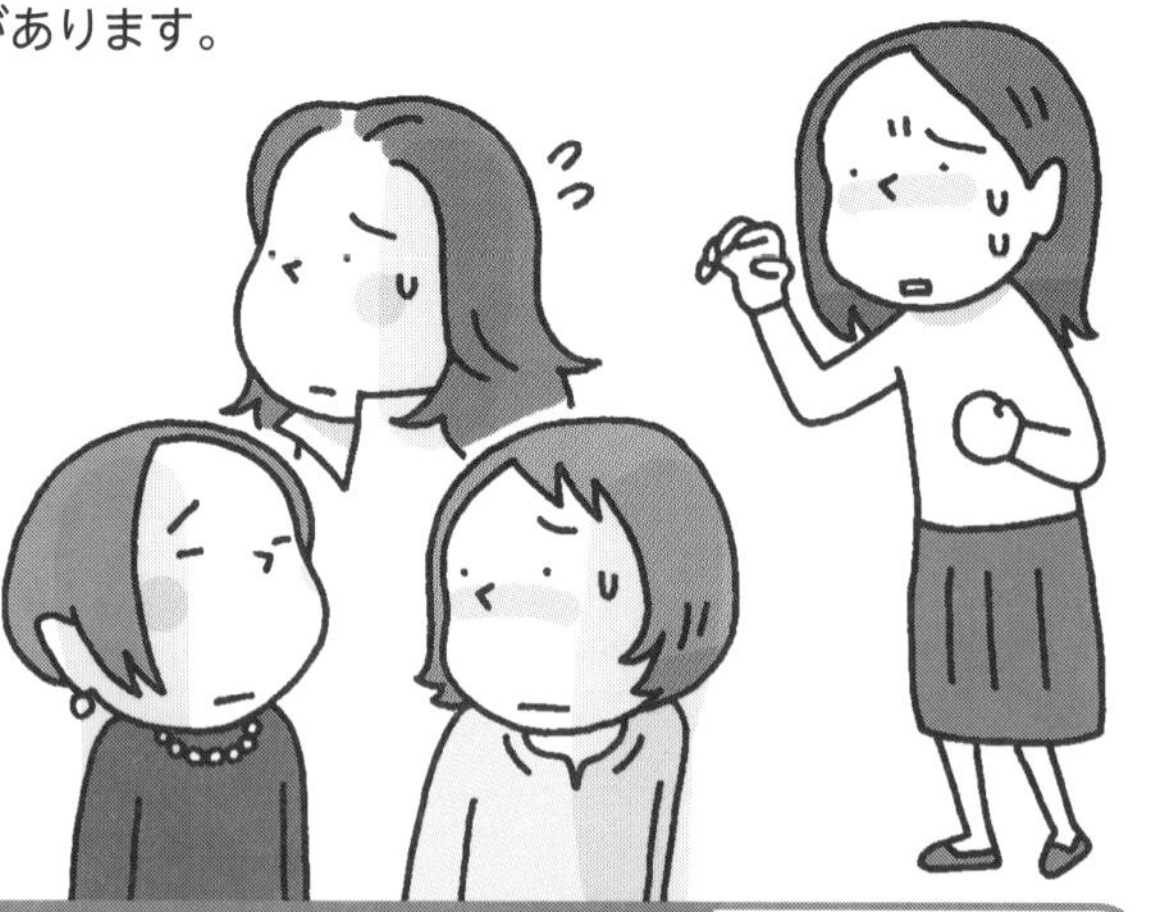

周囲から浮いて、人づき合いに苦労する

共通している傾向・特性

- 人とかかわるのが苦手
- 相手の気持ちがわかりにくい、察することができない
- コミュニケーションが苦手
- 自分の規則やルールに強いこだわりがある
- 予定変更や急な変化に対応できない
- 感覚（聴覚、視覚、皮膚の感覚など）が過敏

ASDは人とのかかわり方で困ることが多い

ＡＳＤの人は、子どものころからコミュニケーションが苦手ですが、大人になると人と接する機会がふえて困難さも増します。恋人や夫婦、親子、仕事関係、子どもの学校関係、近所の人たちというように、相手や状況に合った対応が必要になるからです。

特に女性どうしの雑談は話題がひんぱんに変わり、感情を扱うことも多いので、対応するのがむずかしいのです。

ＡＳＤでは人とのかかわり方が四タイプに分けられ、かなり異なる部分もありますが、根底には共通する要素や特性があります。

■ 4タイプの特徴・よくみられる行動 ■

① 受動型

話しかけられたり、誘われたりするとつき合うが、自分からは積極的に人とかかわろうとしない。おとなしい受け身タイプで、じつは困っていても気づいてもらえない。また、意地悪をされても本人が気づいていないこともある

よくみられる行動

- 感情表現が苦手
- 自分の気持ちや考えを表すことが苦手
- 嫌でも「NO」が言えない
- 人との距離感が遠い

② 積極奇異型

積極的で自分からぐいぐい人とかかわるが、相手の話を聞き、空気を読むことができない。自分の興味があることへは情熱をもって集中し、リーダー的な役割をすることもあるが、強引。人と協調することが苦手で、トラブルも多め

よくみられる行動

- 人づき合いが苦手なようにはみえない
- 興味があるものには積極的な一方、興味がないことには無関心
- 攻撃的・衝動的にみられる
- 感情表現が大きく、怒りっぽい

③ 孤立型

基本的に友だちや人づき合いは不要だと思っている。自分から他者にアプローチすることは非常に少なく、必要最低限のことしか人とかかわらない。周囲に合わせようと無理をすることもあるが、うまくいかない

よくみられる行動

- 人とどのようにかかわればいいかわからない
- 一人でいることを好む
- 自分の好きなことだけしたい
- 見た目は気にしない
服装やメイクに興味がない人もいる

④ 形式ばった大仰な型

①～③の型が成長し、思春期以降、周囲に合わせようと努力しているタイプ。臨機応変な対応や微妙なニュアンスがわからないので、マニュアルどおりに対応する。大げさでへんに堅苦しいところがあり、不自然

よくみられる行動

- 言葉遣いがていねいすぎる。友だち、年下相手にも敬語を使う
- マナーや礼儀にとらわれて融通がきかない、柔軟な対応が苦手
- いつもきちんとした服装をしている

心得ておくこと③

合併ゆえの悩みや困りごともある

ADHDとASDを合併している人は、困りごとにも両方の特性が影響し、複雑化していることがあります。そのことを理解したうえで対処しなければなりません。

困りごとが複雑になりやすい

ADHD と ASD を合併している場合は表面に出ている特性だけでなく、注意深く観察する必要があります。合併ゆえに、どちらの特性によって問題が生じているのかわかりにくいからです。

ただし

「単独だから」
「合併だから」と
単純には比較できない

ADHD や ASD は単独だったら軽い、合併だから重くて複雑だとは限らない。単独でも特性が非常に強く、困り度が高いことはよくある

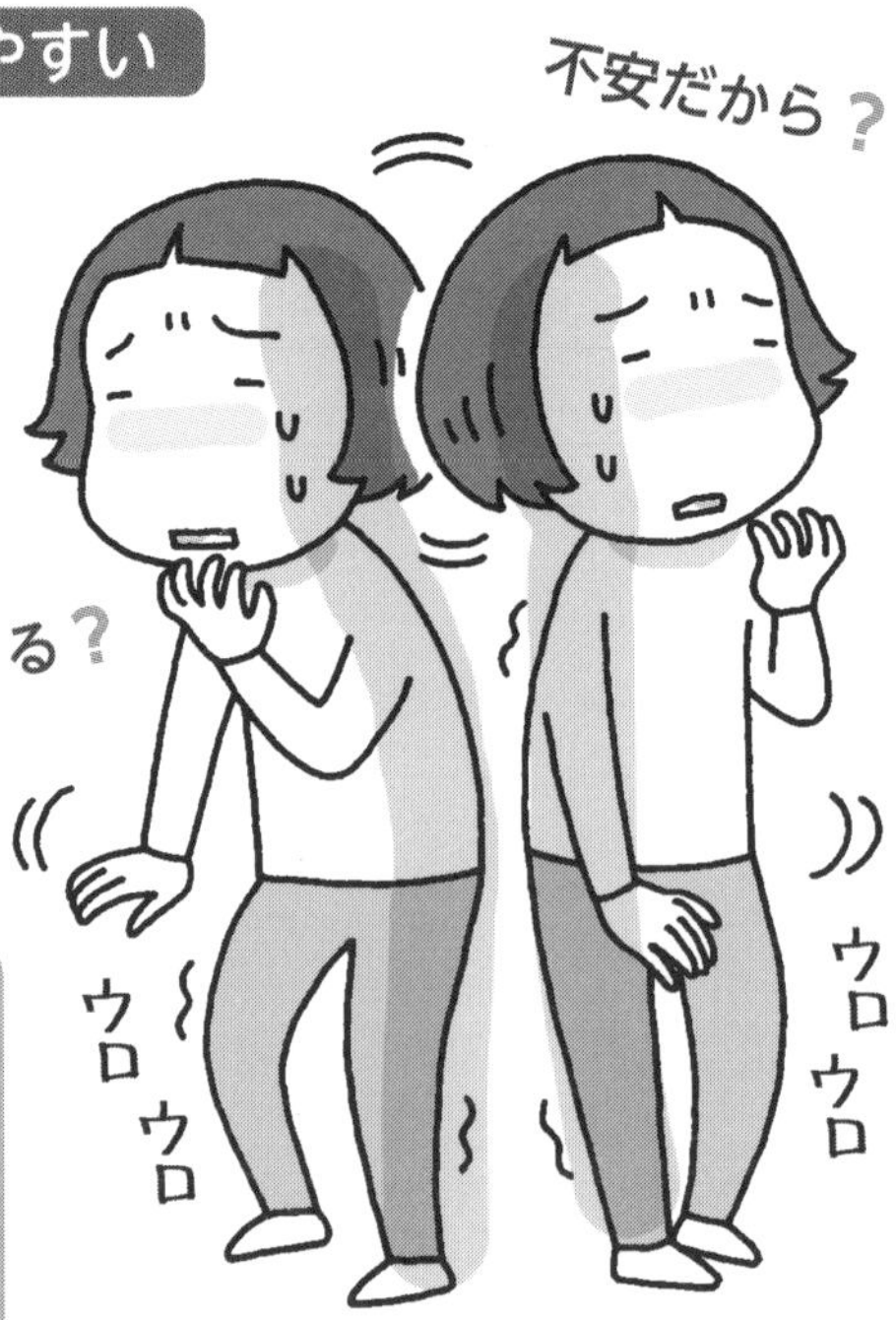

不安が強く、落ち着かないようすは ASD のようだが、合併の場合は ADHD による多動性でそわそわしていることも考えられる

ADHD、ASD両方の特性が出ることも

ADHDとASDを合併している人がいることはすでに述べましたが、この場合は両方の特性が現れることによって困りごとや悩みも複雑化しやすくなります。

もちろん、ADHD単独だから楽だ、ASDだけだから対処しやすいという単純な話ではありません。ADHD、ASDのどちらかだけでも、生活に大きな支障をきたしている人もおり、単純に比べられるものではありません。

ただ、合併しているとADHDの目立つ特性の裏にASDの特性が潜んでいて、問題が複雑化しやすくなるといえます。

同じ症状でもどの特性によるかで対応が変わる

ADHD と ASD ではものごとをすぐに始められない、先延ばしにすることがよくあります。合併していると、どちらの特性が強く出ているのか、みきわめるのがむずかしいです。

例えば、ものごとをすぐに始められない場合……

ADHD の特性では

やらなければならないとわかっていながら、モチベーションが上がらずに手をつけることができない

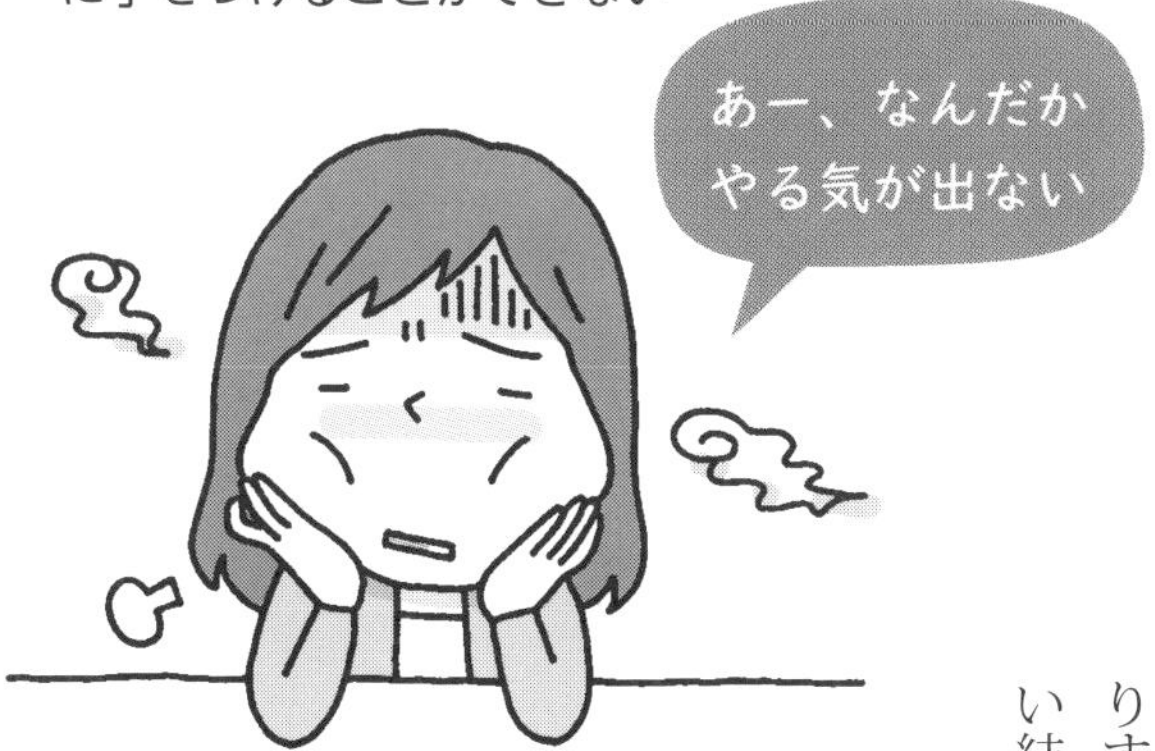
あー、なんだかやる気が出ない

ASD の特性では

あれこれシミュレーションして考えすぎて混乱する。優先順位がつけられない

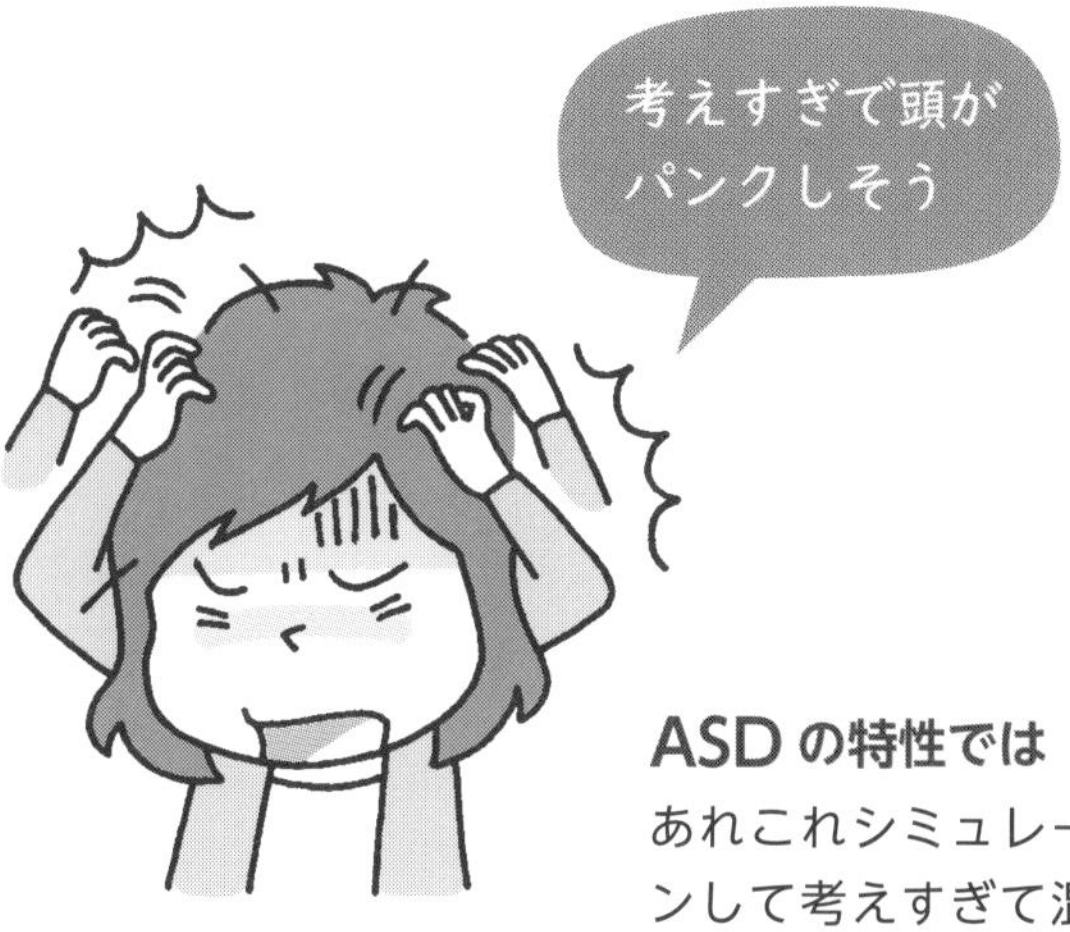
考えすぎで頭がパンクしそう

どちらの特性による？

「できない」という結果ではなく、なぜできないのか、自分の気持ちをよくみつめてみよう。ADHD か ASD か、どちらの特性が強いのか、わかることもある

専門家に相談し、特性をみきわめてもらう

合併している場合、自分だけで対処法を考えるのは困難。医師など専門家に相談して、じょうずな対処法をアドバイスしてもらってもいい

それぞれの特性が長所をかき消す

ＡＤＨＤとＡＳＤの合併では、両方の特性が現れることで長所の邪魔をすることもあります。

例えば、ＡＤＨＤの特性で、ひらめきのよさでいい企画が浮かんでも、ＡＳＤのもつ強いこだわりがブレーキになって企画をまとめられなかったり、柔軟に対応できず仕事がスムーズに進まなかったりするように、長所を発揮しにくい結果になることもあるのです。

家事①

苦手な家事はハードルを下げる工夫を

家事の分担は女性に多いのが実情ですが、ＡＤＨＤやその傾向がある人は、あまり得意ではありません。無理にこなそうとせず、自分にできる範囲でルールを決めてやるようにしましょう。

家の中がいつも散らかっている

ＡＤＨＤの人は、同じことをくり返す作業が苦手です。面白味がないうえ、段取りを考えたり、集中して取り組んだりする根気も少なめです。

また、「短期記憶」にかかわる脳のワーキングメモリーの容量が小さめで、もの忘れしやすいため、同時進行でいくつものことをこなすのが得意ではありません。

その結果、家事がどんどんたまって収拾がつかなくなり、家の中が大混乱になるのです。改善するには、曜日や時間でやることを決め、やり方を簡素化して、楽にできる方法を取り入れましょう。

生活スタイルごとにスケジュールを立てる

家族構成によって家事の内容や量が異なります。家族の協力を得ることを考えながら分担やスケジュールを調整しましょう。

専業主婦で子どもがいる

子どもの年齢・人数により異なるが、基本的に子どもの世話が中心。子育ては予定どおりにいかないので、空いた時間に短時間でできることをする。家族の協力も大切

子どもがいるワーキングマザー

仕事、家事、子育てと非常に負担が大きいため、時間のかかる家事は休日にして、平日は最低限でよしとする。夕方〜夜は子どもとかかわる時間を確保。家族の協力が必須

単身者、子どものいない共働き夫婦

夫やパートナーに手伝ってもらえば負担を減らしやすい。朝の出勤前と帰宅後と夜に、短時間ずつ家事の時間をとる

注意

睡眠時間をとにかく確保する

発達障害がある人は疲れやすいため、過労になりがち。自分の睡眠時間をしっかりとろう（→ P82）

マイルールを決めて、できることを

家事のやり方には、絶対こうしなければダメという決まりはありません。自分が楽に、簡単にできる方法を見つけましょう。

掃除を楽にする方法

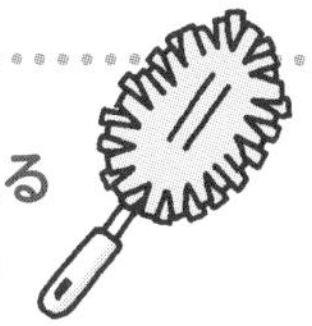

① 5～10分でできることを

アラームをセットして5～10分間、部屋の一部だけでOKとする

② ながらでもいい

歯をみがきながら洗面所をちょっと片づけるなど、ながら家事ですませる

③ パッと使える道具にする

使い捨てのシートやハンディモップなど、さっと使える掃除道具を手近に置いておく

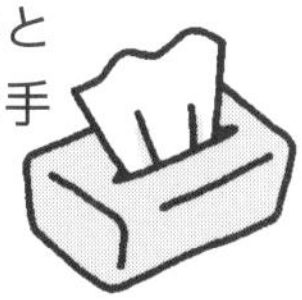

調理を楽にする方法

① 1週間の献立をざっと決める

主菜は曜日ごとに肉か魚を決め、調理法も決める。それに合わせて休日に買い物をする

② 市販の惣菜、冷凍食品なども○

全部つくる必要はない。市販の惣菜や冷凍食品、カット野菜などを活用する

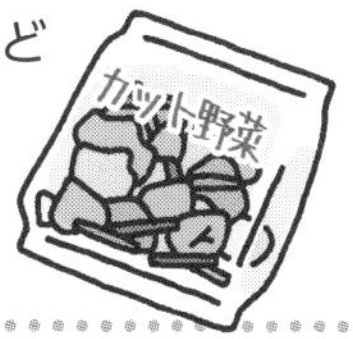

③ マンネリや手抜きでもよい

おかずがワンパターンでも気にしない。手の込んだ料理が食べたければ、外食するか、買ってきたものを食べればよい

洗濯を楽にする方法

① ため込まない、すぐに洗う

ため込むと大変さが増す。週に3回、あるいは洗濯する曜日を決めておく

土日と、水曜。休日と、洗濯で水を使うからおぼえやすい!

② 乾燥機付きで手間を減らす

乾燥機を使う。または全自動洗濯機のタイマーを寝る前にセットしておけば、朝、取り出して干すだけでよい

③ 手入れの簡単な衣類をそろえる

洗濯や手入れが面倒な衣類は買わない。ノーアイロンの素材や、乾燥機にかけられる素材のものを選ぶ

家事②

ルールを少しゆるめて完璧をめざさない

ASDやその傾向がある人は、自分の決めたルールに強くこだわり、自分をがんじがらめにしています。その影響で家事がスムーズに進まなくなってしまいます。

自分のやり方にこだわると

タオルやシーツは毎日洗う、トイレは毎日掃除するなど、自分で決めたやり方を完璧にこなそうとすると、ほかの家事まで手がまわらないという悪循環に陥ります。

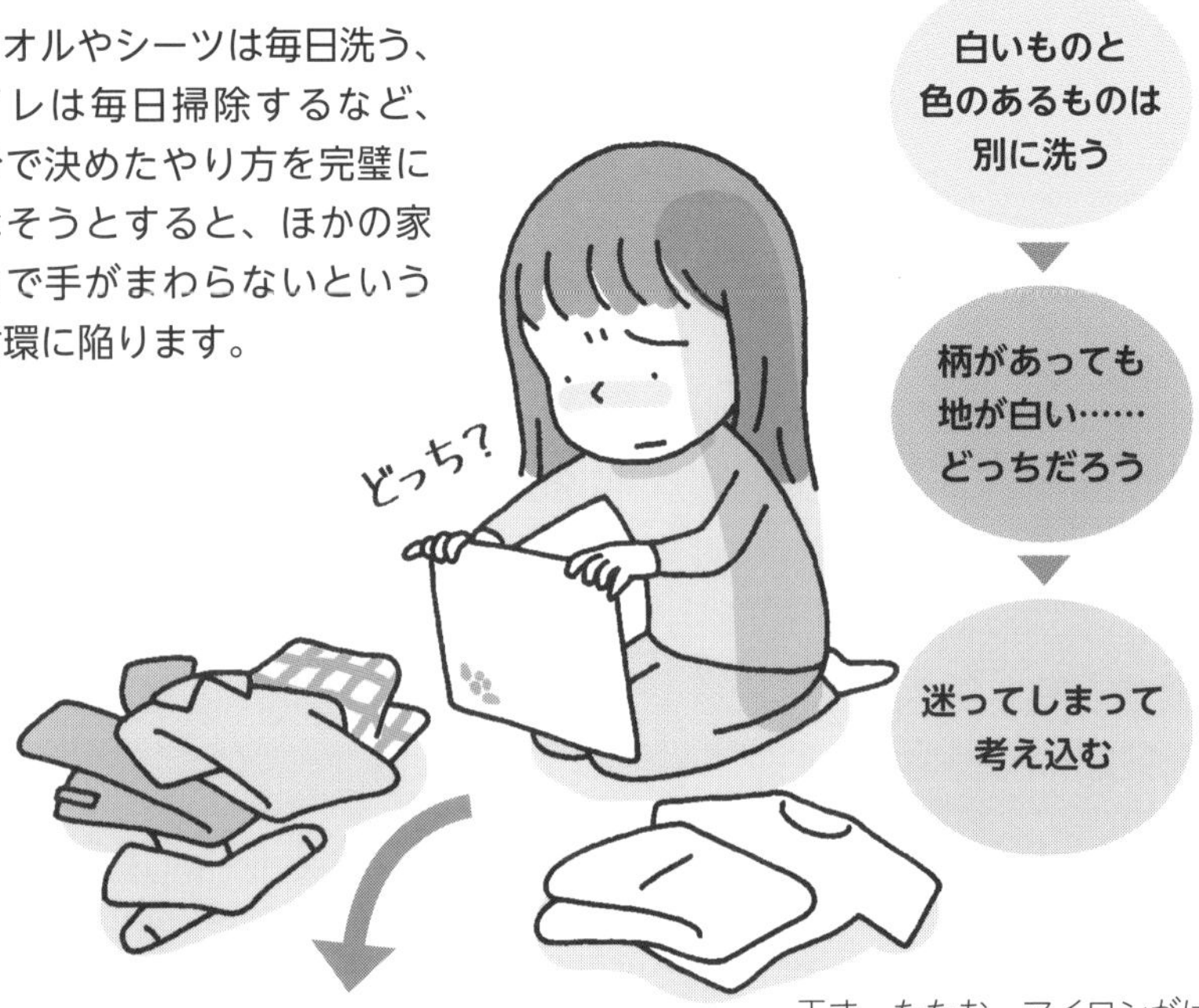

白いものと色のあるものは別に洗う
柄があっても地が白い……どっちだろう
迷ってしまって考え込む
どっち？

やり残した家事が山積みに……

食事のしたく、掃除など、ほかの家事が全然できない。無理をして体調を崩したり、できないことで自己嫌悪に陥ったりも

干す、たたむ、アイロンがけにもこだわるので、洗濯に時間をとられる

こだわる特性が現れると、家事がとどこおる

ASDの人は、自分のこだわりに固執します。そもそも家事は毎日のことで、ほどほどに効率よく進めるほうがよいのですが、ASDの人は一つずつ完璧にすることにこだわるため、スムーズに進まないのです。

そのうえ、自分ではこだわりと思っておらず、これこそが正しいやり方だと信じていたりします。

家事が進まない、一日終わるとひどく疲れているといったときは、やり方にこだわっていないでしょうか。六〜七割程度の出来でよしとするなど、考え方を少し変えれば、楽になるはずです。

完璧さより快適さを優先

家事をきちんとこなそうとするのはよいことですが、自分を追い詰めないように。家事は毎日のことです。ほどほどにして、快適にすごすことを優先しましょう。

1日にやる家事を減らす

台所のシンクや洗面台をみがく、トイレの掃除などは曜日制か週1回程度にする

手順やルールは最小限に

洗濯や掃除の手順はできるだけ簡単にする。アイロンが必要なものはクリーニングに、たたむのが面倒ならハンガー収納にするなど

夫や子どもに手伝いを頼む

完璧にできなくてもよいので、夫や子どもにも手伝ってもらう。その際には仕上がりに文句を言わないようにする

家電を利用する

すべてを自分のやり方でやろうとしない。食器洗浄乾燥機や自動掃除ロボットなど、便利な生活家電を取り入れることも検討する

ハウスキーピングを利用する

経済的に余裕がある場合は、定期的に家事代行サービスなどを利用するのもよい

余裕をもたせて、自分が休んだり家族との時間にあてる

家事の負担を減らし、自分の体を休めたり、子どもや夫とすごす時間にあてたりしよう。そのほうが自分にも、家族のためにもなる

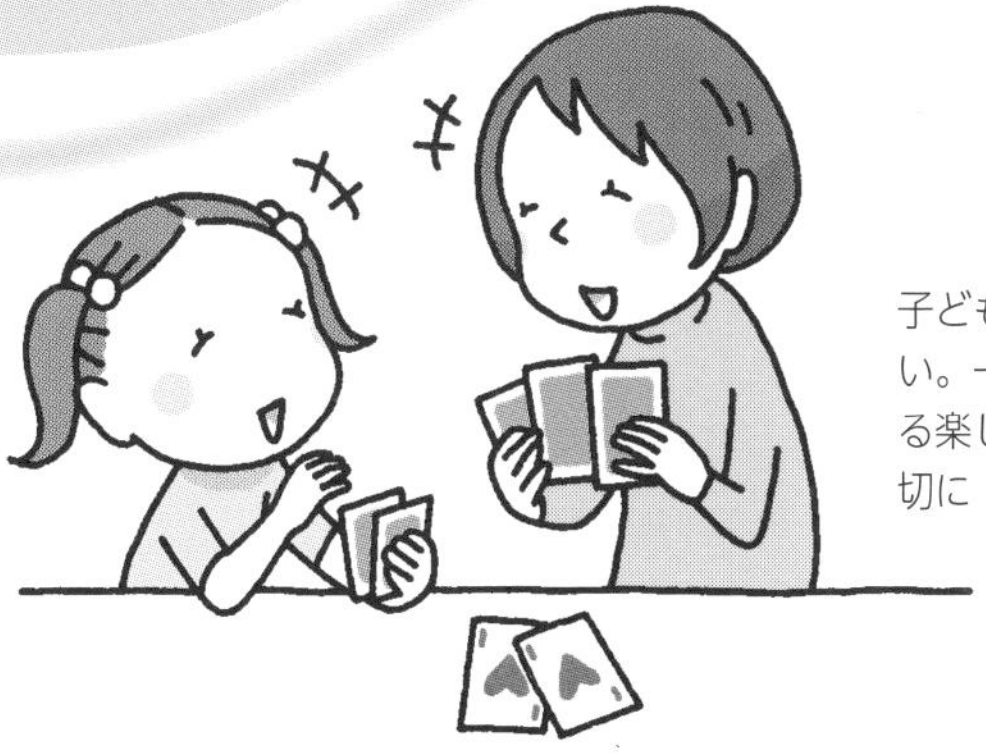

子どもは成長が早い。一緒に過ごせる楽しい時間を大切に

健康管理

飲酒やたばこ、ゲームなどをやめるには

体によくないとわかっていてもお酒やたばこなどがやめられず、度を越してしまうことは誰にでもあります。ただ、ＡＤＨＤの人は特にその傾向が強めです。

目の前の楽しみを優先してしまう

ＡＤＨＤの人は、「お酒を飲みたい」「たばこを吸いたい」「ゲームをしたい」という目先の欲求を抑えることが苦手です。

健康のため、むだ遣いをしないためにもうやめたほうがいい、睡眠時間を削るようなことはしないほうがいいとわかっていながら、やめることができません。禁酒や禁煙などを決心しても、地道に努力しつづけることも苦手です。

とはいえ年齢を重ねるにつれ、健康上の問題が心配になってきます。自分だけでは管理がむずかしいため、医師や家族の協力を得て改善する努力をしましょう。

「地道にコツコツ」ができない

健康的な生活習慣の多くは、毎日コツコツ続けるものが多いですが、ADHD の人はそれが苦手。わかっていても、なかなか始められずにいます。

ADHD ではない人

禁酒や禁煙、ダイエットなどを決意する

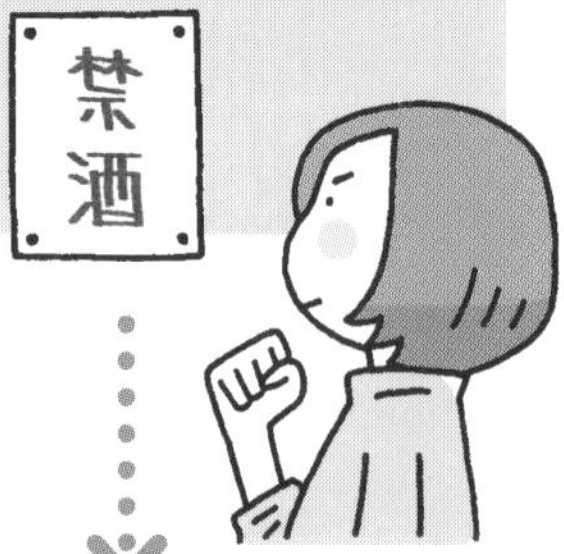

↓

実行しようとする

三日坊主で挫折するかもしれないが、禁煙にとりくむ、おやつの量を減らす、ノンアルコール飲料にするなど、いちおうの努力はする

ADHD の人、その傾向がある人

目の前の楽しみを優先して、つい飲んだり食べたり、ゲームに没頭して夜更かしをくり返す

↓

何かと言い訳をしてやらないでいる

「明日からやる」「今週は疲れているから……」「だって、いまは健康だから大丈夫」などと言い訳をして、先延ばしにする

管理できる方法を探ってみる

自分の意志だけではコントロールがむずかしいので、医師の助けを借りたり、家族に協力してもらったりしながら続けられる方法をみつけましょう。

健康診断や人間ドックを受ける

自分では健康だと思っていても、検査で異常がみつかることがある。自分の健康状態を正確に把握し、異常があれば医師の指導を受ける

専門外来を利用する

自分ではむずかしいことも多いので、禁酒外来、禁煙外来など、依存症専門の医療機関の利用も考える

タイマー導入や回数を制限する

ゲームなどに没頭しすぎて睡眠不足になる場合はアラームをセットし、時間を制限する。また、ゲームは決められた曜日や休日などに限定する

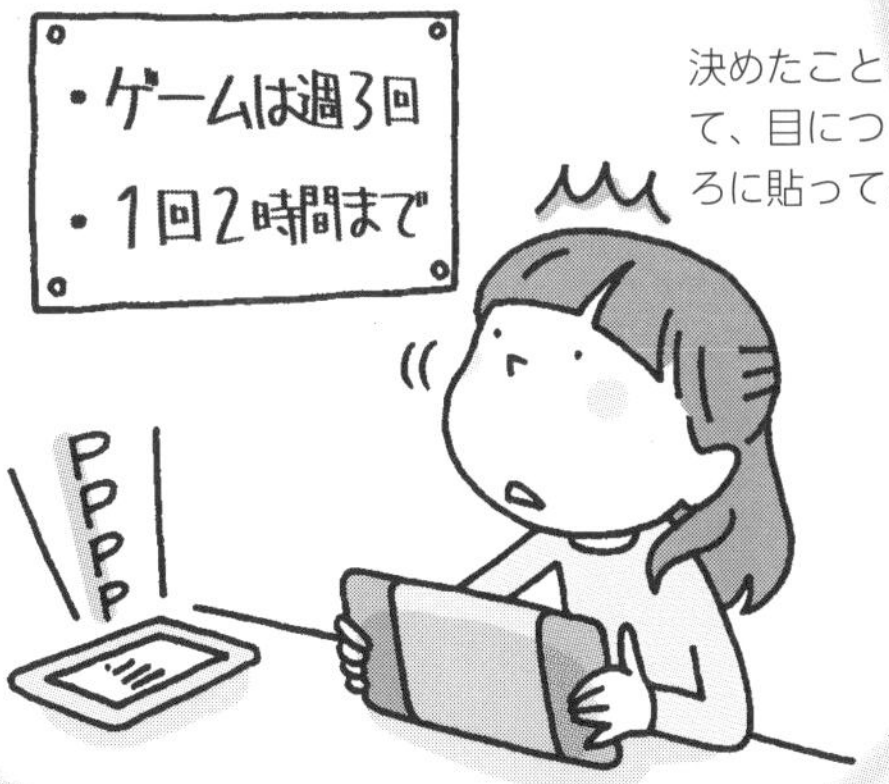

決めたことを書いて、目につくところに貼っておこう

モチベーションを維持できる方法を取り入れる

目標を決め、達成するたびにスイーツや小旅行などの楽しみがあると長続きさせやすくなる

注意

ダイエットや禁煙のグッズ、健康食品に散財しない

ADHD の人は衝動買いをしやすいため、ASD の人は収集癖のため、ダイエットや禁煙をしようと、使わないグッズやサプリメントなどをつい購入してしまう。買う前に必ず家族に相談し、むだ遣いに注意する（→ P48）

衝動買いやむだ遣いを防ぐ対策を立てる

ひらめきや思いつきによる行動は、金銭問題を招くこともあります。目先の欲求を満たそうとして、後先考えずに買い物をしてしまうことがあるからです。

特性が影響して歯止めがきかない

ＡＤＨＤの衝動性は、家計を圧迫することもあります。

目についたものを後先考えずにパッと買ってしまうのです。持っているのに買ってしまうことや、無計画に買う傾向もあります。買い物をしているうちに気が大きくなって、予定外のものを購入することもあります。

ＡＳＤの人は衝動性ではなく、店員に商品をすすめられると断りきれなかったり、セールストークを鵜呑みにして買ってしまったりしがちです（→Ｐ52）。また、趣味のものをどんどん買ってしまうこともよくあります。

自分のお金の使い方を振り返ってみる

毎月のように返済やカードの支払いに追われている場合は、自分のお金の使い方を一度徹底的に見直すことが必要です。

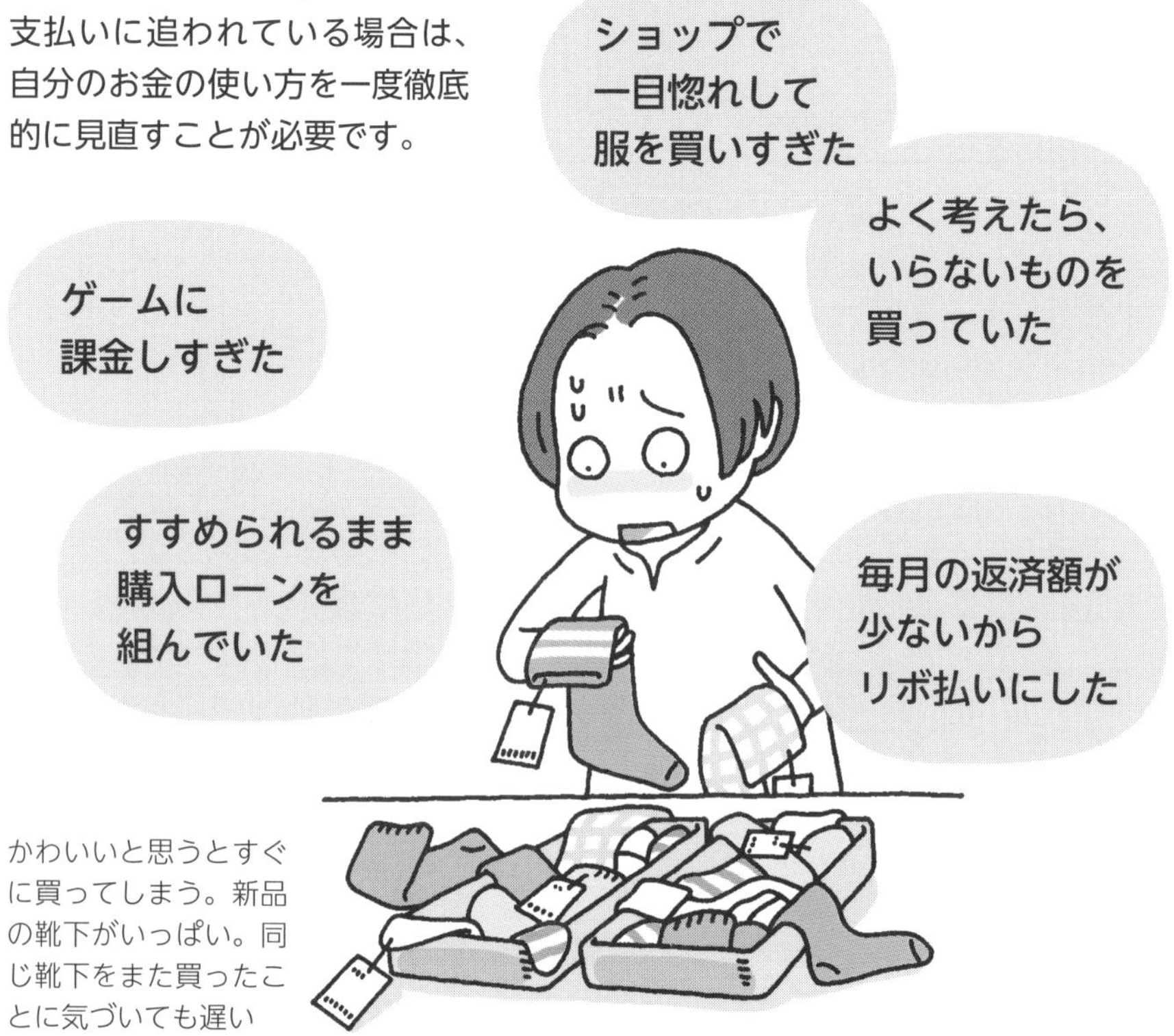
ショップで一目惚れして服を買いすぎた
よく考えたら、いらないものを買っていた
ゲームに課金しすぎた
すすめられるまま購入ローンを組んでいた
毎月の返済額が少ないからリボ払いにした

かわいいと思うとすぐに買ってしまう。新品の靴下がいっぱい。同じ靴下をまた買ったことに気づいても遅い

破たんを防ぐ方法を考える

とんでもない額の借金を背負ったり、家計が破たんして家族に迷惑をかけたりする前に、お金の使い方のルールを決め、それを守れるような対策を講じておきましょう。

援助を求める

経済的にまずい状況になっても相談したり、アドバイスを求めたりするのが苦手。言えば怒られると思っているうちに状況はひどくなる。その前に援助を求めよう。お金の管理は家族や夫に頼んでおくほうが安心

カードの使い方やキャッシュレス決済に要注意

クレジットカードの限度額を引き下げておくか、デビットカードで口座に入っている金額以上の支払いができないようにする。

数字で金銭を管理するのが苦手な人は、現金のほうが使いすぎを防ぎやすい

自分で使う金額を決めておく

月ごと、週ごとの予算を決め、その範囲内で使うようにする。レシートから家計の把握ができるアプリも便利。できないときは、家族にやってもらう

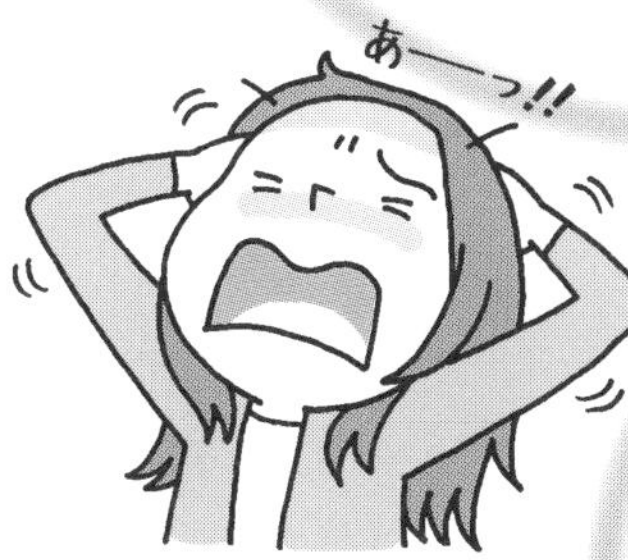

カードでは使いすぎに気づきにくく、破たんも

ネットショッピングをしない

画面であれこれ目にするとよけいなものまで欲しくなる。必要なら買うものを決めてから注文する。ネット上にカード情報を登録しないのもよい

注意

金額の大きい買い物は家族に相談する

自動車や住宅などの金額の大きな買い物は必ず家族と相談し、自分の判断だけで契約をしないこと。また、借金の連帯保証人を頼まれた場合も必ず誰かに相談し、勝手に決断しない

人づき合い①

恋愛のトラブルに巻き込まれないように

発達障害の人は、人とのつき合いがあまりじょうずではありません。人づき合いのなかでも恋愛は特に難易度が高く、困ることが多いようです。

ASDやその傾向がある人は特に気をつけて

ASDの人は、他者とのコミュニケーションが得意ではありません。特に恋愛となると、相手とどんな会話をして、どう接したらよいのかわからないという人が多いようです。

最も注意しなければならないのが、デートレイプやDV（ドメスティックバイオレンス）の被害にあいやすいことです。

ADHDの人は、衝動性のためにちょっとしたことでけんかになりやすく、「もういい！」などとすぐに見切りをつけて別れ話に発展するため、関係が長続きしにくい傾向があります。

傷つけられることがよくある

特にASDの人は、特性による弱い部分につけ込まれないように気をつけてください。

うそが見抜けずにだまされやすい

お金やセックスが目当てで近づく人や悪意のある人を見抜けない

拒否や断ることができない

好きでもない相手につきまとわれることになりかねない

ひどい言葉や虐待に気づけない

「ブス」「バカ」などと罵《ののし》られたり、暴力をふるわれたりしても自分が悪いせいだと思い込む

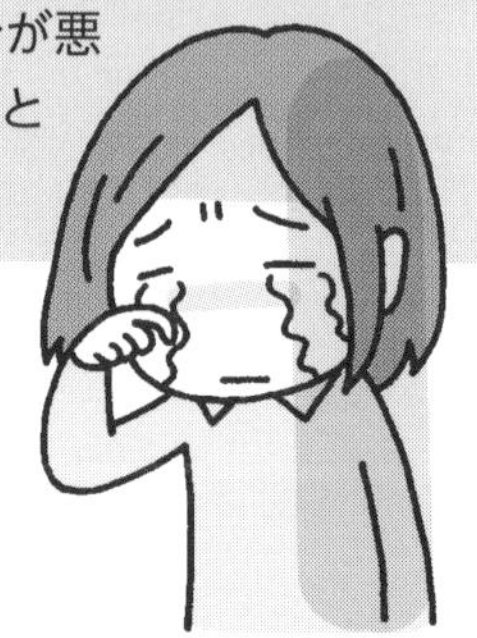

！注意

性的な被害にあいやすい

つけ込まれてレイプなどの被害にあいやすいため、言われるままに応じないこと。「つき合う」＝「セックスをする」ことではないと覚えておく

自分の特徴をよく理解して交際する

ASDの人は、人とのつき合いやコミュニケーションが苦手です。幸せな恋愛をするには、自分の特性をよく理解して慎重に進めましょう。

思い込みが激しく、人を信じやすい

他人の気持ちを察するのが苦手で、少し親切にされただけで「私のことが好きなんだ」と強く思い込むことも。また、人の言葉を鵜呑みにして、すぐに信じてしまう

誘われたら断れない

特に受動型（→ P39）の人は自分が好きでもない相手なのに誘われると断れない。また、好きな人だけれど、本当に関係を進めてよいのか迷うこともある

不倫には気をつけて

既婚者との不倫は自分が傷つくリスクが大きい。相手の「妻とは離婚する」という言葉を安易に信じてはいけない

見た目を気にしない

着心地重視の服ばかりで、見た目に無頓着な人もいるが、清潔感はたいせつ

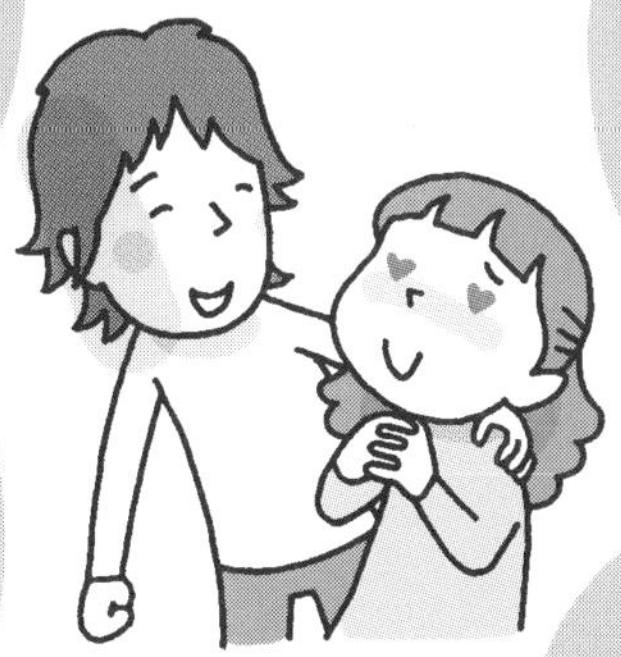

すぐに相手を信じてしまい、結局つらい思いをすることも

自分の気持ちを押しつける

積極奇異型(→ P39)の人は、相手の気持ちにはおかまいなしになりやすい。じつは片思いということも

信頼できる相談相手をつくる

恋愛でかんちがいしたり、だまされたりしないためには、誰かに相談することも必要。友人のほか、カウンセラーに相談しよう

! 注意

SNSでのやりとりは慎重に

住所や連絡先、勤務先などはSNSで安易に教えない。やさしい言葉をかけられても、詐欺などの犯罪に巻き込まれる危険が高い

人づき合い②

「お金を貸して」には、きっぱり断る

ＡＳＤの人は他人の言葉を信じやすい、悪意を見抜けないといった特性があります。そういう面につけ込んで近づいてくる人もいるので気をつけましょう。

だまされやすいことを忘れないようにする

ASD の特性のなかには、悪意のある人に利用されやすいものがあります。自分にはこうした傾向があるのだと自覚しましょう。

怪しげな話も鵜呑みにする

大げさな宣伝文句やうさんくさい投資話、声優になれるという誘いなどを信じてしまう。キャッチセールスのターゲットにされやすい

「お金を貸して」を断れない

拒絶したり、「NO」と言えなかったりするため、つけ込まれやすい。「内緒にして」と言われればそのとおりにすることも相手には都合がいい

恋人からの金銭要求に応じてしまう

悪意やうそを見抜けず、言われるままにお金を渡す。ひどい場合は、何も知らずに薬物使用などの犯罪に加担してしまうことも

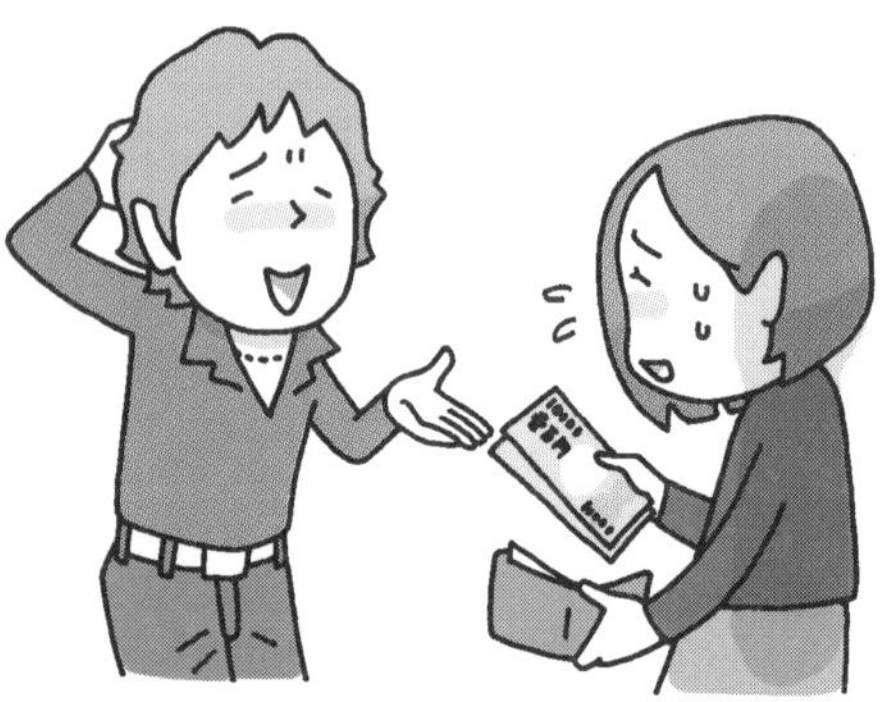

余裕はないのに、無理をしてしまう

人を信じてトラブルを招くことに

「ほかの人には秘密だけど、儲かる投資がある」「泥棒に入られてお給料を全部盗まれたからお金を貸して」などと、言葉巧みに近づいてくる人がいます。

全部がそうした悪人ではありませんが、ＡＳＤの人はこうした言葉を鵜呑みにしやすく、うそや悪意を見抜くのも苦手です。

また、喜んでくれるのがうれしくて友だちや同僚に気前よくおごって、自分の生活資金がピンチになるようなこともあります。

お金のトラブルを避けるには、自分のこうした特性をよく理解し、気をつけることが肝心です。

お金を管理する方法を身につける

金銭トラブルを回避するには、お金に関する話が出たら慎重になることです。できれば自分でお金をしっかり管理する方法を身につけて、トラブルを防ぎましょう。

貯蓄計画を立てて、むだ遣いを防ぐ

ためる金額を決め、毎月の貯蓄額を決める。不要なものを買ったりしないよう、自由に使えるお金を制限しておく。天引きにすれば貯蓄しやすい

項目ごとの予算を決める

食費○○円など、毎月の予算を決め、ノートなどに書いておく。自分で収支の管理がむずかしい場合は、家族や夫に頼むとよい

自分の判断だけでお金を貸さない

基本的にお金の貸し借りはしない。「本当に困っている」などと言われた場合も「家族（夫）に相談する」と伝え、その場で応じない

断り方を覚えよう

ASDの女性は、頼めば断らない人、強引に誘えば受けてくれる人だと思われやすい。断る言葉を覚えてしまおう

- できません
- 無理です
- 家族に反対されます
- お金はありません

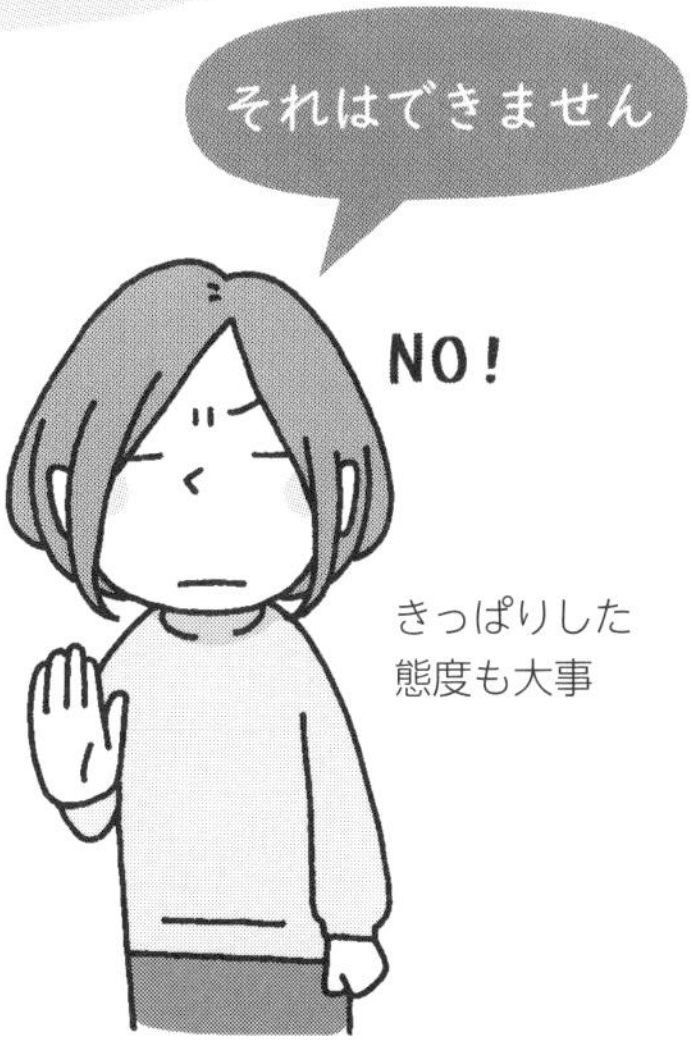

きっぱりした態度も大事

注意

こんな言葉にひっかかりやすい

- 誰にも内緒にしてほしい
- あなただけに教える、とっておきの情報です
- いまがチャンス！
- 大金を儲ける秘訣を教えます

儲け話やうまい話ほどうさんくさいもの、詐欺だと思ったほうが安全。また、「いまだけ」「あなただけ」などというセールス文句にも耳を貸さないようにする

夫婦関係

話し合いや、ときには妥協もたいせつ

夫やパートナーは身近な存在ゆえに、特性を理解してくれると強い味方になります。ただし一方的に理解を求めるのではなく、自分からも歩み寄る努力をしましょう。

けんかになりやすくこじれやすい

ＡＤＨＤの人は、家事や子育てがうまくいかないこと、家族の用事を忘れてしまうこと、態度に一貫性がなく気まぐれなことに、相手が振り回されて口論やけんかに発展することがよくあります。

ＡＳＤの人はコミュニケーションや相手の気持ちをくむのが苦手で、夫と良好な関係を築くのがむずかしいことが多いものです。

また、夫やパートナーにも似たような特性があることもよくあります。おたがいに譲れず主張し合うことでこじれやすくなります。相手を理解し、妥協するポイントや協力の仕方を工夫しましょう。

けんかがヒートアップしやすい原因

発達障害の特性はけんかの原因になりやすく、しかもヒートアップさせ、こじらせる要因にもなります。

言いなりになる

ASD の特に受動型の人は、自分の気持ちを伝えられず、相手の言いなりになって一方的にがまんを強いられがち

「売り言葉に買い言葉」になりがち

ADHD の人はイライラしやすく、言い合いになったときカッとしてきつい言葉を返すため、大げんかに発展しやすい

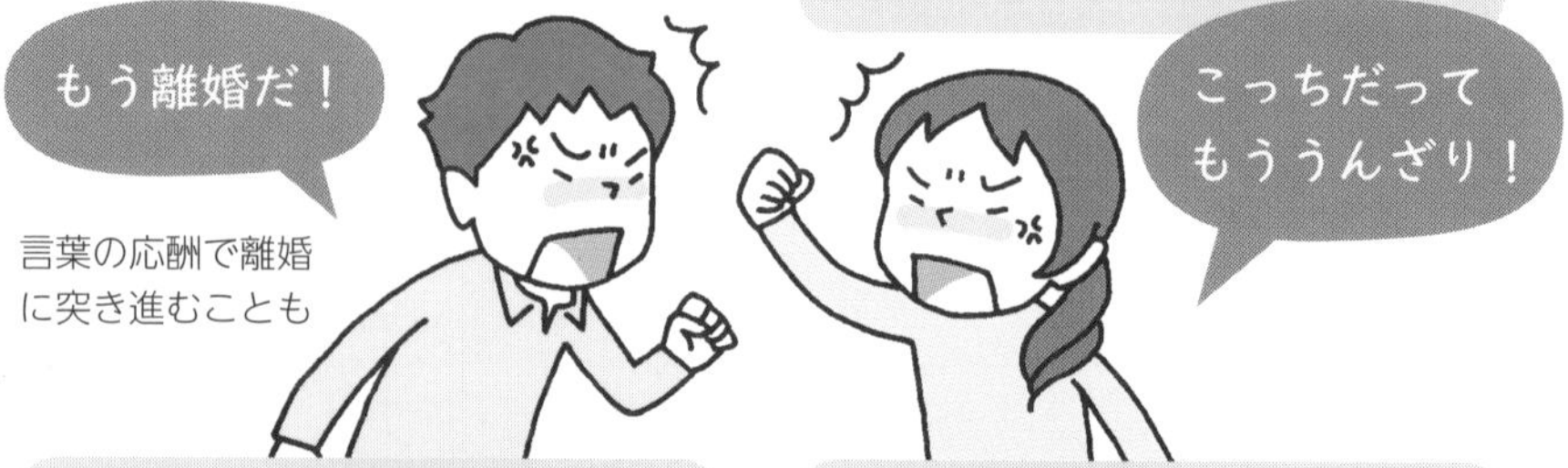

言葉の応酬で離婚に突き進むことも

言葉どおりに受け止める

「別れよう」など、つい言ってしまった夫の言葉をそのとおりに受け止め、取り返しがつかなくなる

共感や反応がかみ合わない

ASD の人は自分の気持ちを表現することが少ないため、一緒に何かを楽しみたいという夫との間に溝が生じやすい

大ごとになる前にくい止める工夫を

取り返しのつかない事態になる前に、落ち着いて、話し合う段階をもてるようにしましょう。

体調の悪くなる時期を把握する

発達障害の女性は疲れやすく、精神状態にも影響しやすい。過労や睡眠不足、生理前・生理中など体調が悪化する時期を把握し、その時期にはけんかを回避するようにする

自分が悪かったら、素直に謝る

自分が悪かったと思ったら、まずは素直に謝るのが賢明。そのうえで、夫に協力を頼み、感謝の気持ちを伝えることも忘れずに

言いたいことがあってもとにかくひと呼吸

ひどい罵倒が口から出そうになったら３秒だけがまんして、いったんその場を離れる。ひと呼吸おいて、気持ちを落ち着かせてから話し合いを。LINE やメールで話し合うほうがうまくいくことも多い

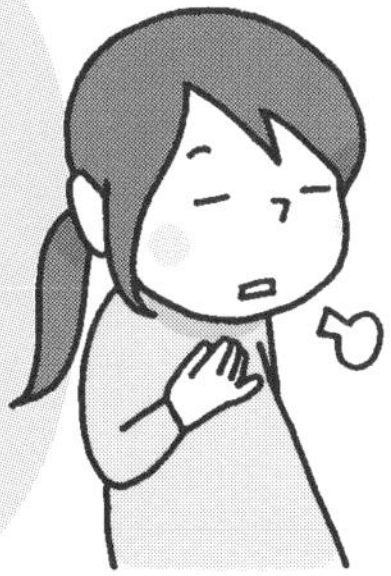

けんか中の言葉を真に受けない

けんか中には心にもないことやひどい言葉が出てしまいがち。真に受けると別居や離婚などに至ることになる

自分の主張ばかりごり押ししていないか考えてみる

自分の意見や頼みごとばかり夫に押しつけていないか、ふだんの自分の行動を振り返ってみる。おたがいに少しずつの妥協が必要

どうしてもうまくいかないならカウンセラーなど第三者に相談も

夫婦間のけんかやトラブルがこじれてしまったら、解決には冷静かつ客観的なアドバイスが必要。信頼できる友人、カウンセラーなどに相談するのもよい

子育て

長丁場なので、あせらず少しずつでよい

子育ては思いどおりにならないことの連続です。しかも発達障害の人には苦手なことが多く、自信をなくしてしまいがちです。

子育てはとても負担が大きい

発達障害の人の子育てがたいへんなのは、あなた自身がダメなわけではありません。人より少し苦手な部分があるだけなのです。

子どもは思いどおりにならない

子どもが小さいうちは子育ても家事もすべてが予定どおりにはいかない。苦手なことが思うように進まず、イライラが募る

どう接していいのかわからない

ASD の人は、子どもに臨機応変に対応するのが苦手。また、自分のこだわりから子どもに過干渉になりやすく、それに反発されると途方に暮れる

子どもへの関心がもてない

自分の興味のあることだけに没頭して、子どもが後回しになる人もいる。そのつもりはないのに虐待やネグレクトだと思われることがある

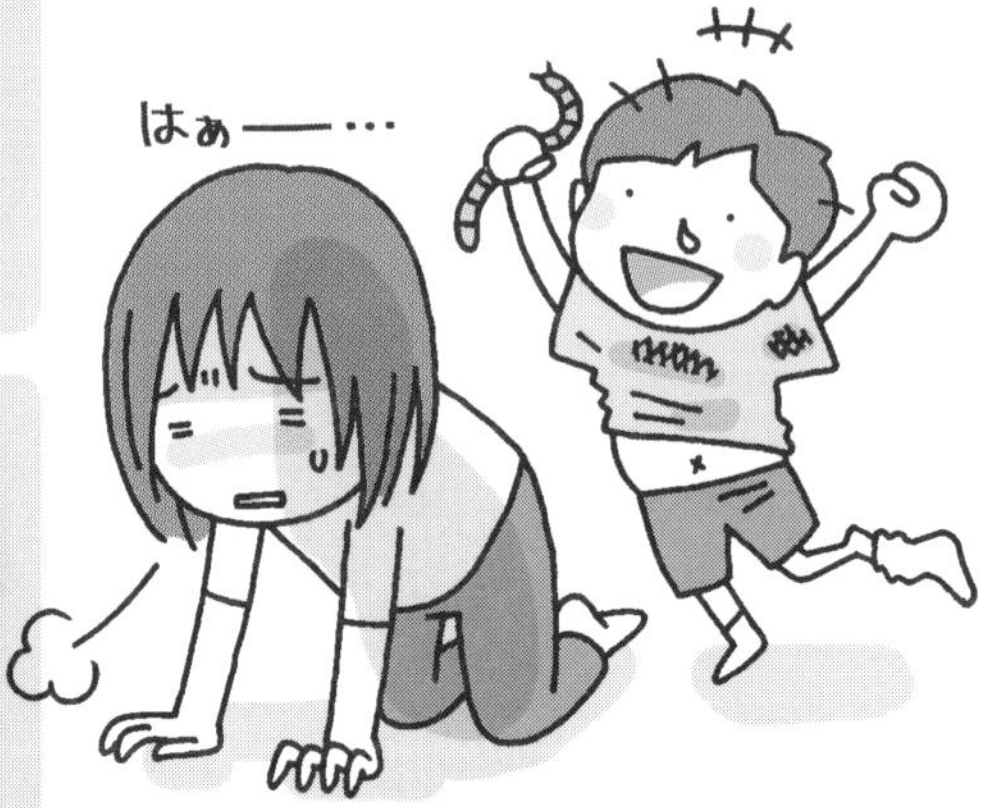

清潔にこだわる人は、子どもの汚れがストレスに……

子育てができているか常に心配

子育ては、同じルーティンをこなしながら子どもの成長と安全を見守り、しかも長期間子どもの変化するニーズに合わせながらかかわっていく必要があります。発達障害の人には、心身両面に大きな負担がかかります。

特性の影響で失敗したりうまくいかなかったりすることが増えると、自信をなくして「母親失格」だと自己嫌悪に陥ってしまう人も多くみられます。

苦手なことは夫や家族に助けてもらい、少しでも余裕をうみ出して、子どもとの時間を多くとることから始めてみましょう。

無理をせず、助けてもらう

子育ては長期戦です。無理をすると心身がもちません。最も大切なのは、子どもが愛されていると実感をもてること。そのためには、ほかの家事や仕事は頼める人に助けてもらいましょう。

子どもに八つ当たりしない

子どものペースに合わせるのは時間もかかり、思うようにならないが、それは当たり前のこと。イライラを感情的に子どもにぶつけてもうまくいかない

自分が子どものころにつらい体験をした人もいる

忘れ物が多いなどで、親からいつも叱責され、厳しくしつけられてつらい思いをしてきた人もいる。自分が愛されてきた実感が乏しく、子どもの愛し方がわからないという人もいる

体罰や暴言だけは絶対にしない

子どもの言葉や態度に過剰に反応しない。発達障害の特性でカッとしやすいと自覚をして、怒りがこみ上げても、深呼吸をして受け流す努力を

子どもと過ごす時間を増やす

家事や仕事でいっぱいいっぱいになって、子どもとの時間がとれないのは子どものためにはマイナス。ほかのことをする時間を削ってでも、子どもとの時間を増やそう

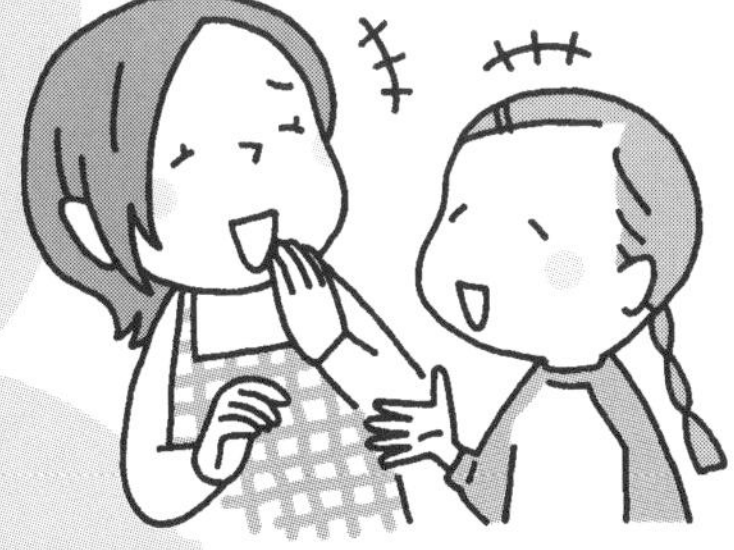

子どもと楽しいおしゃべりの時間をもとう

専門家に相談する

地域の役所をはじめ、保健センター、子育て支援センターなど、子育ての悩みを相談できる窓口などに相談しよう。また、自分自身のことは主治医やカウンセラーに相談を

自分を変えていこう

具体的にどのように子どもに接するのがよいかを、カウンセリングやペアレントトレーニングで身につけていくのも有効

コラム

うっかりミスの防止に スマホアプリを活用する

時間を忘れやすい人は、キッチンタイマーを鳴らすなど時間の管理を

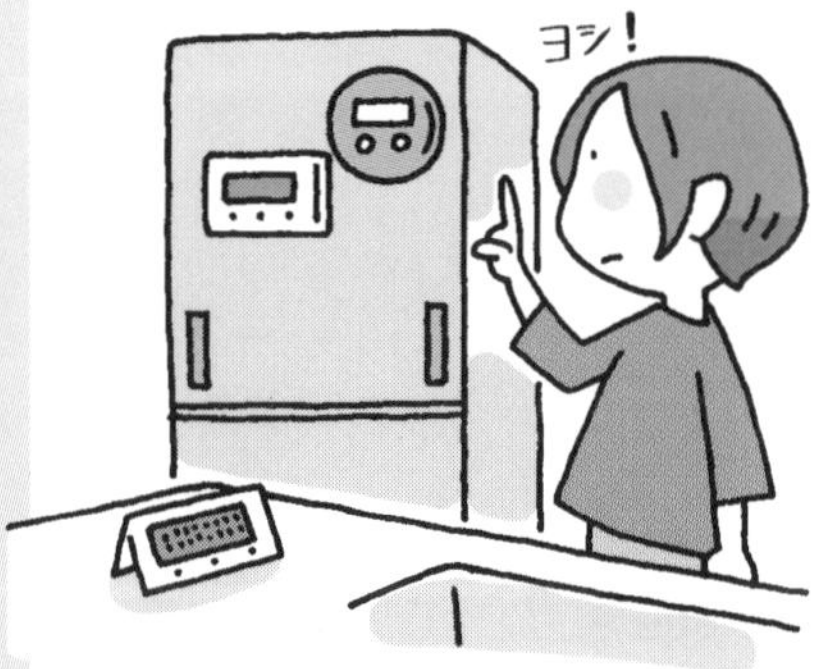

用事やスケジュールの管理に役立つ

発達障害の人は、不注意や自分の興味があることに集中しすぎて、仕事や家事、子どもの学校の用事などをうっかり忘れたり、締め切りを守れなかったりすることがあります。

対策としては、やるべきことやスケジュールを手帳やノートなどに書き出し、視覚から情報を得る形にしておくことです。

スマートフォンのアプリを利用すると、リマインダーやタイマーと連動できるので便利です。

アプリにはさまざまな種類があり、例えば二五分間の作業時間と五分間の休憩をタイマーで管理してくれるもの、タスクごとの時間や締め切りの管理ができるものなどがあり、自分が使いやすいものを探してみるとよいでしょう。

GPSタグで忘れ物、なくし物を防ぐ

財布や家のカギ、書類の入ったカバンなど大切なものを置き忘れたり、なくしたりしやすい人には、スマートタグが便利です。

スマートタグとはGPS機能のついたキーホルダー状の端末です。大切なものに取り付けておけば、なくしたり置き忘れたりしたとき、スマートフォンやパソコンのアプリで位置情報がわかるため、探しやすくなります。

3 職場や学校での困りごと——こんなとき、どうする？

職場や学校ですごす時間は、日常生活の大きな部分をしめます。

特に職場では、仕事の進め方や対人関係のトラブルが

自分の評価に直結します。女性も、

男性と同じように仕事の役割をもつ現代。

ミスを減らし、

周りとじょうずにつき合う方法を考えていきましょう。

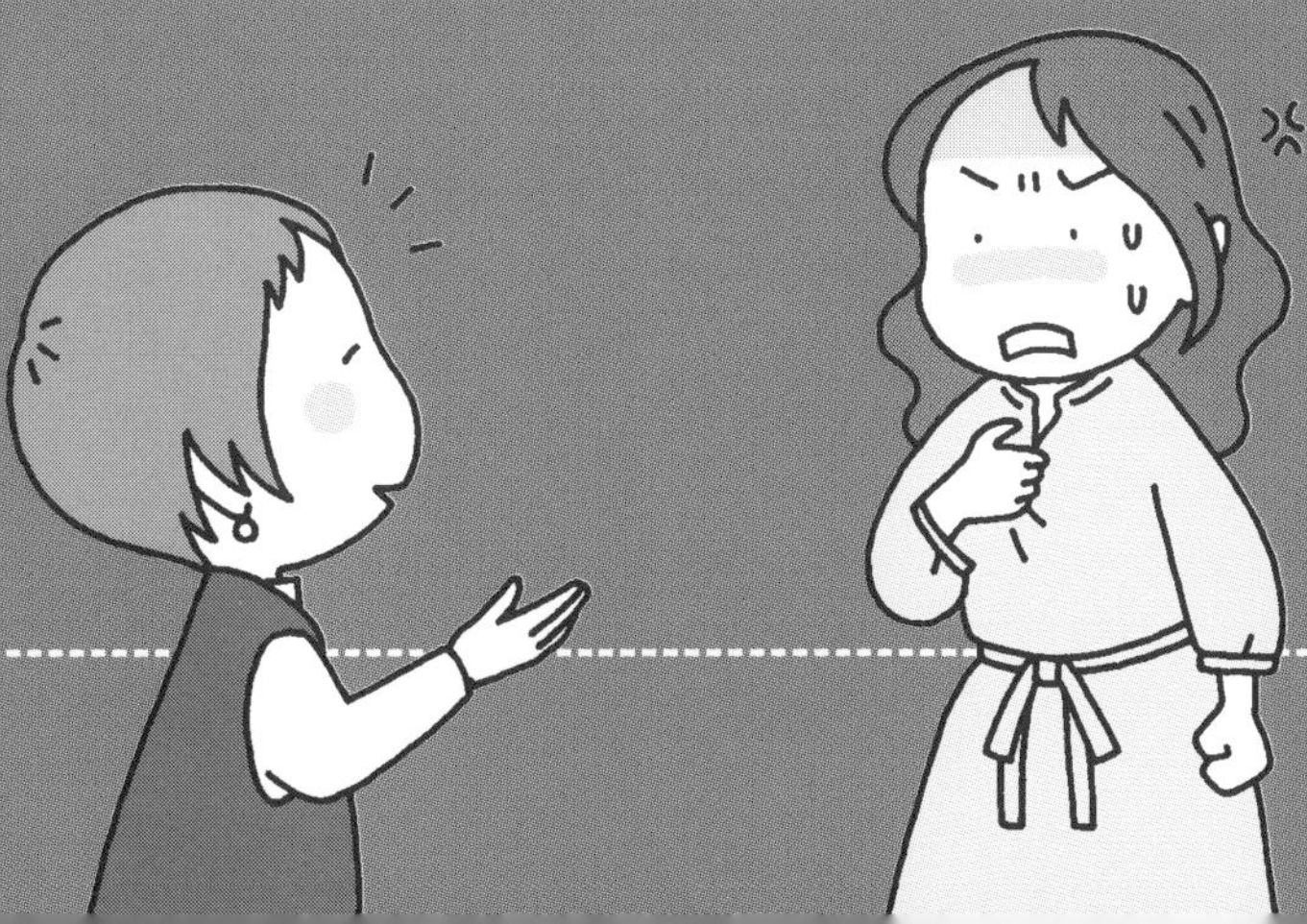

心得ておくこと①

周囲の人は「私の事情」をよく知らない

大人になって人と接する機会が増えると、職場や学校でも何かと責任を問われることが多くなります。そのことであなたに厳しい目を向ける人もいます。

時間の経過にともない、問題が表面化

ある程度の期間、一緒にいるうちに、ミスやトラブルの多さに周囲の人が気づくようになります。

特性によってミスやトラブルがあると……

遅刻や忘れ物が多い、締め切りを守れない、対人トラブルが人より多いことがしだいに目立つようになる

▼

周囲の目が少しずつ変わってくる

最初は周囲のフォローがあっても、時間が経つにつれ周囲の目が厳しくなる。なかには非難する人も出てくる

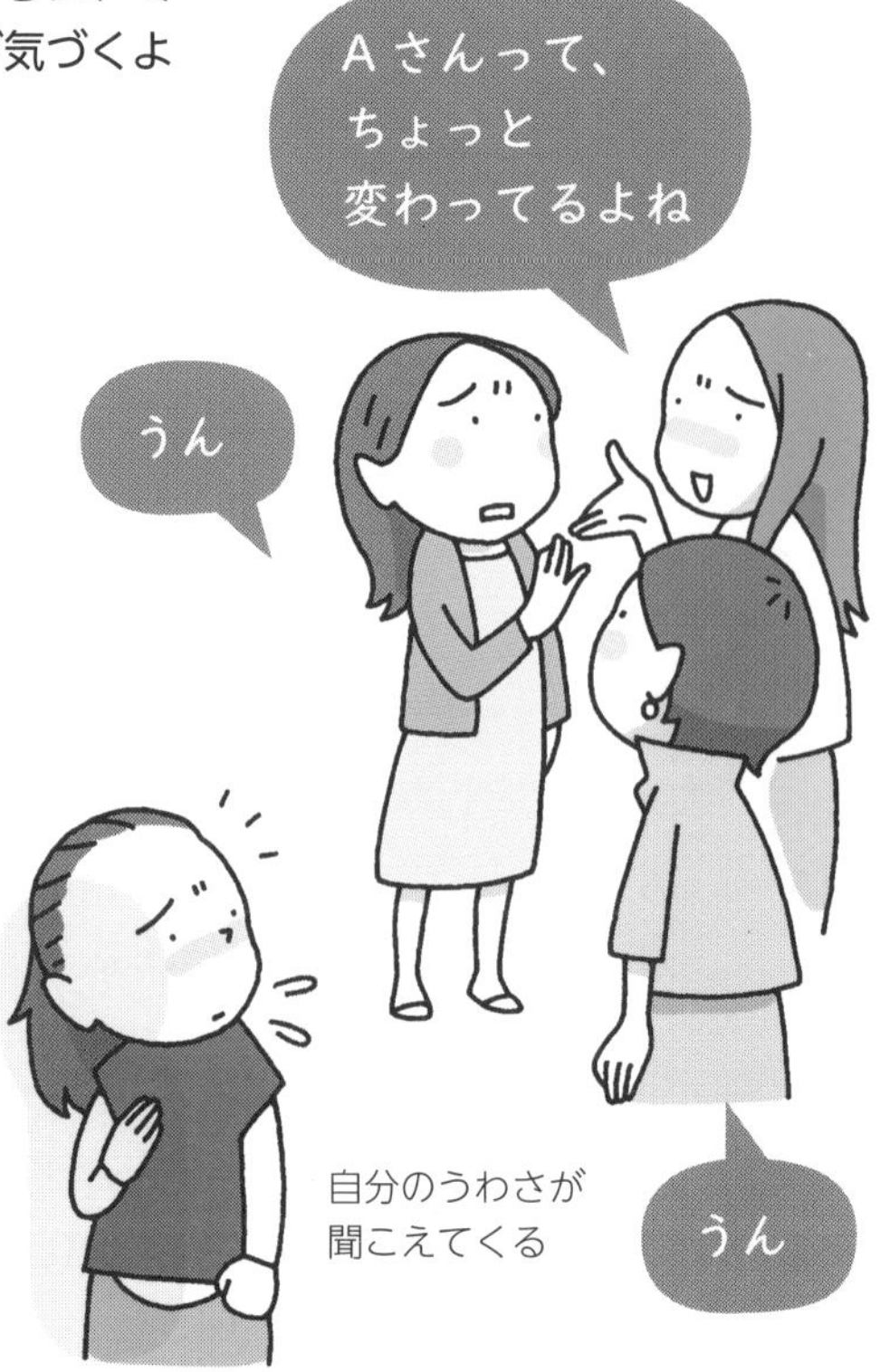

Aさんって、ちょっと変わってるよね
うん
うん
自分のうわさが聞こえてくる

自ら申告しないかぎり、すぐには気づかれない

女性は男性より適応能力が高く、知的な遅れのない大人の発達障害では、極端に特性が目立つことは減ってきます。ＡＤＨＤではうっかりミスなどの不注意さは残るものの、落ち着きのなさは減ります。ＡＳＤの人も、人とコミュニケーションをとる方法を少しずつ身につけています。

それでも時間の経過にともない、職場や学校、アルバイト先などで困ることが増えてきます。周囲の人は発達障害のことを知らないため、よくミスする人、会話に加わらない変わった人という目で見るようになるのです。

つらい状況から追い詰められることも

発達障害であること、その傾向があることを周囲の人は知りません。ミスやトラブルが多いことを指摘され、つらい思いをしている人は多いはずです。

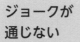

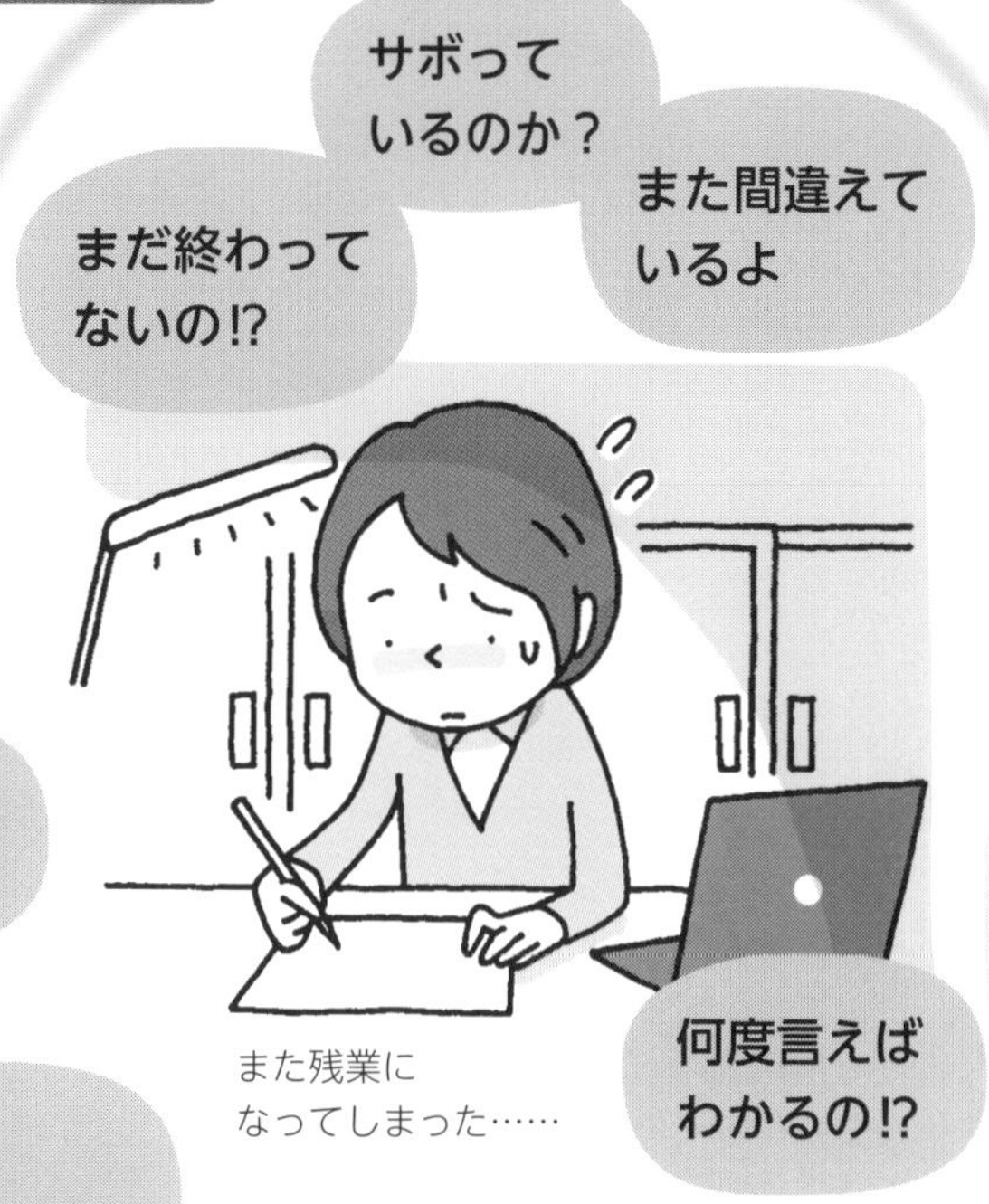

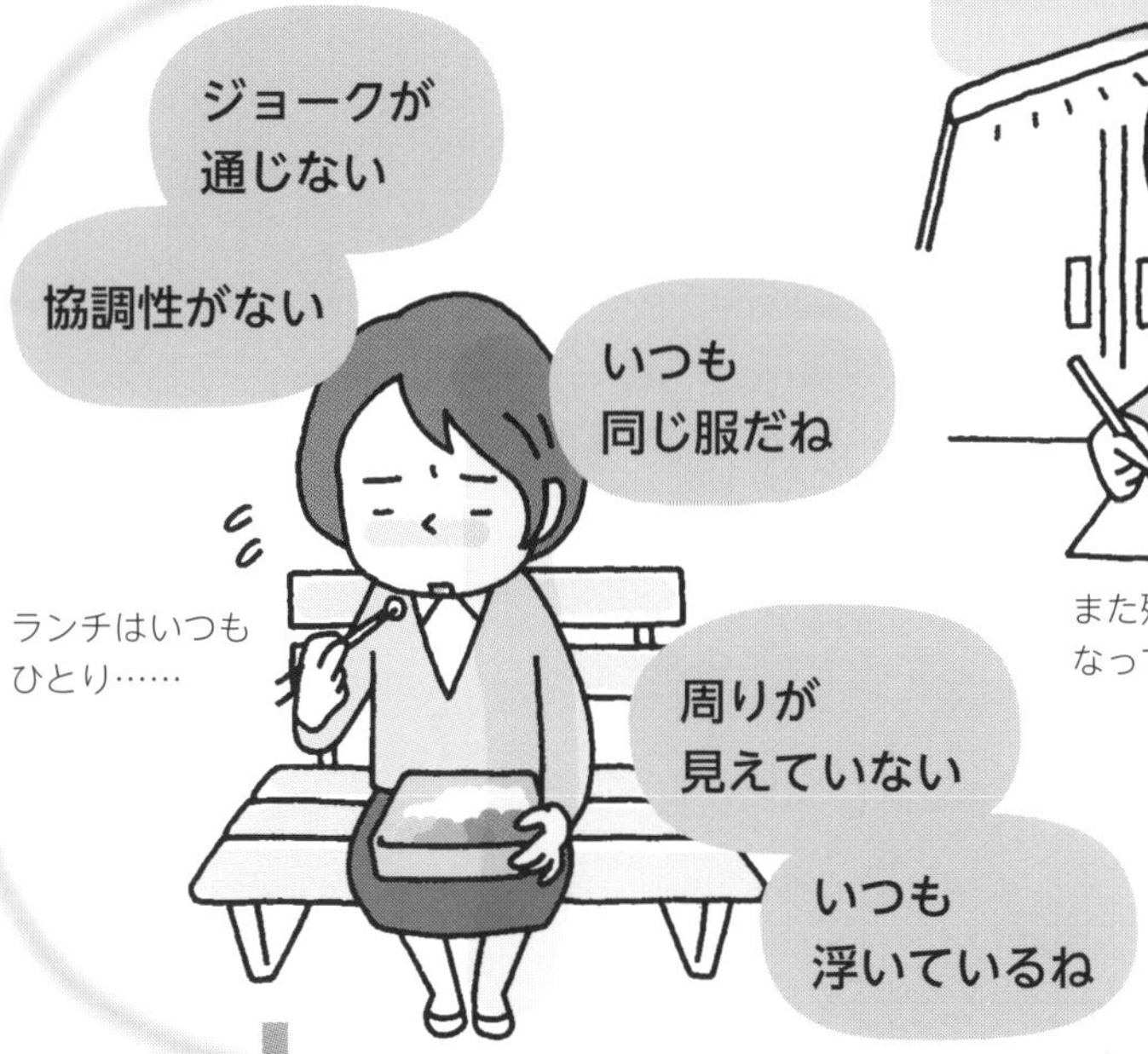

知らないとはいえ、心ない言葉に傷つく

事情を知らないのでしかたないが、叱責されたり陰口を言われたりすると、やはり傷つく

がまんしないで

こうした状況は変えよう

つらい状況を変えるために専門医やカウンセラーに相談し、少しでも楽になれる方法をみつけたい

このままでは

周囲とうまくできないつらさから うつや引きこもりに

周囲とうまくつき合えない、仲間はずれや一人だけ浮いてしまうという状況から、うつや適応障害、引きこもりになることがある。また、職場やバイト先に居づらくなるたびに辞めては転職をくり返す人も

心得ておくこと②

年齢を重ねるほど周囲の視線は厳しくなる

子どものころは多少失敗しても親や教師が助け舟を出してくれるので、それほど大きなダメージはありません。しかし、大人になると厳しい状況になることが増えます。

徐々に周囲のフォローは少なくなる

仕事でもアルバイトでも、新人のときは上司や先輩がそばについて指示を出したり助けたりしてくれますが、いずれは自分ひとりでこなせるようにならなくてはなりません。子どもも時代と違って、いつまでも助けやフォローが必要では会社としては困るからです。

家庭内のことも同様です。家事や家計の管理、子どもの世話、学校との連絡、近所とのつき合いなど、かかわる人の範囲が広く、内容も複雑になります。さらに、「女性なのに」という視線も加わり、うまく対応できないといろいろ言われることになります。

すべて「自己責任」となる

特に職場などでは自分のとった行動による結果は「自己責任」とされます。そのため、ミスやトラブルがあると必然的に周囲の目が厳しくなります。

子どものころは大人が助けてくれていた

小学生から中学生、さらに高校生くらいまでは、特性による困りごとには親や教師が助けてくれることが多く、守られている

すべて自分でなんとかするしかない

高校を卒業してから、大学生や社会人になるとたいていのことは「自己責任」とされ、自分で責任をもって行動することが求められる

しかも問題はシビアになりがち

ミスやトラブルの内容もシビアになってくる。金銭や交際に関するトラブル、職場で迷惑をかける、夫婦関係のトラブルなど深刻さが増す

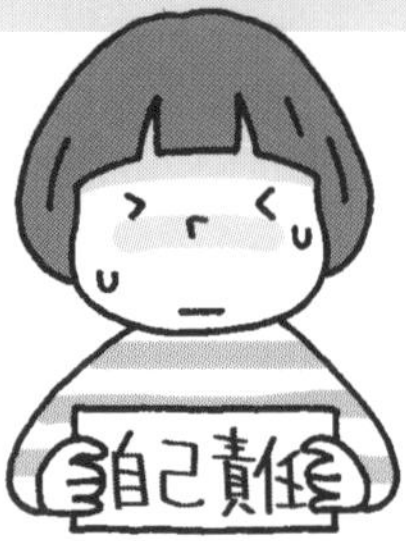

人とのつき合いでつまずくことも増える

部活やゼミの先輩、上司や取引先の人、同僚、子どもがいれば親どうしのつき合い、隣近所の人とのつき合いなどで頭を悩ませることが多いものです。

その場に応じた会話、言葉のキャッチボールが苦手

言わなくていいことを言ったり、自分ばかり一方的にしゃべったり。いわゆる「女子トーク」も苦手。言うべきことを言えないことも

悪気はないが、礼儀や常識にそった行動ができない

相手に忖度《そんたく》した発言ができないため、先輩や上司にもずけずけと発言したり、良かれと思って間違いを指摘したりしてしまう

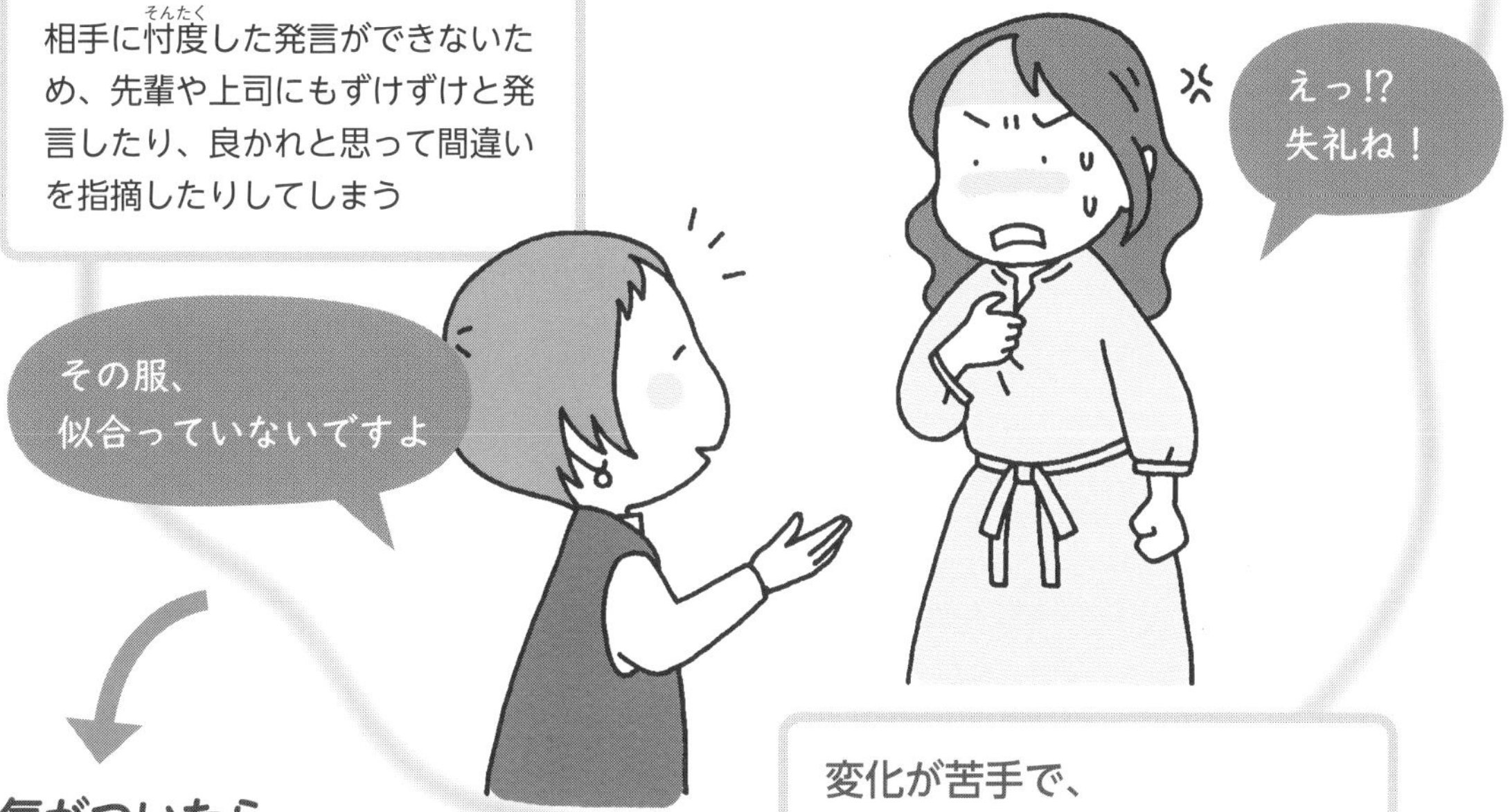

変化が苦手で、臨機応変な対応ができない

大学では休講や教室変更に対応できず、急にランチに誘われても断ってしまう。職場では会議の予定や出張日程など急な変更があると動揺してパニックになり、何も考えられなくなる

気がついたら視線が痛く、周りの人に距離をとられている

悪気はなくても、結果的に失礼な態度をとってしまうため、しだいに周囲の人には「困った人」と思われ、距離をとられるようになる

対人関係①

服選びを家族や友人に助けてもらう

TPOに合わせた服装をするのは大人では当たり前のことですが、特にASDのなかには周りを気にしない人もいて、ちょっとずれていることがあります。

服選びの基準がずれている？

服を選ぶ基準がTPOではなく、自分の好みが優先になりがちで、周りから浮いてしまいます。

自分の好きなものしか着たくない

形も色も、自分のこだわりだけで服装を選ぶところがある

着ていく服が見当たらない

ADHDでは部屋やクローゼットが散らかっていて服が見当たらず、目についたものを着る

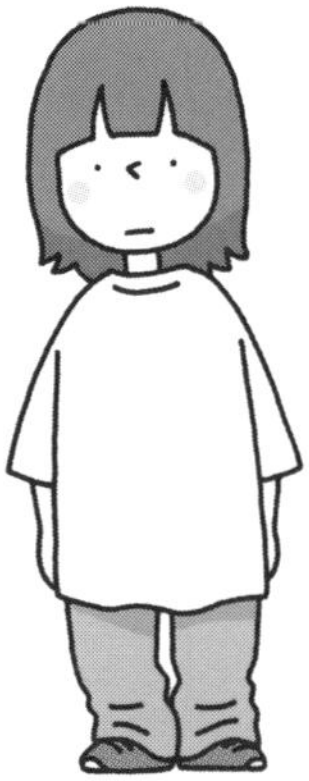

ADHDの人はゆったりした服を好む傾向がある

ファッションに興味がない

おしゃれや化粧に興味がない

こだわりを通す

きちんとした服装にこだわる人もいる。カジュアルな場面でもスーツ姿で出かけることも

TPOより着心地優先

感覚過敏のために、チクチクしない、しめつけないなど、肌触りやフィット感を優先し、TPOを考えない

TPOに合わないと浮いてしまう原因に

ASDには、自分の見た目にこだわらない、服装や化粧に無頓着な人がいます。着心地を優先し、毎日同じ服でも気にしません。流行遅れだろうが、職場や職種にそぐわない服装だろうが、いつも似たような格好をしています。

感覚過敏があって、体をしめつけるものを嫌ったり、肌触りが気になったりすることが影響している場合もあります。

大人としてTPOに合わせるのはコミュニケーションの一環です。家族や友人に協力してもらったりして、違和感のないコーディネートにしたいものです。

TPOに合わせた組み合わせを用意する

普段着は自分の好きな格好でかまいませんが、職場やデート、冠婚葬祭などTPOに合わせた服装を整えるのは大人としてのマナーです。

仕事やシーン別の組み合わせを数セットそろえておく

手持ちの服をシーン別に組み合わせ、セットしておく。「仕事用」「カジュアル」「フォーマル」など、項目別に見出しをつけて整理しておくと便利

仕事用の例

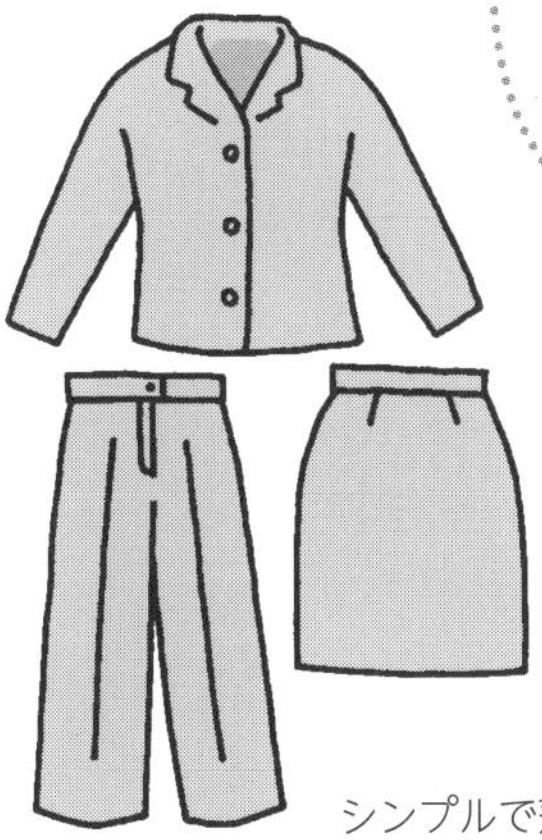

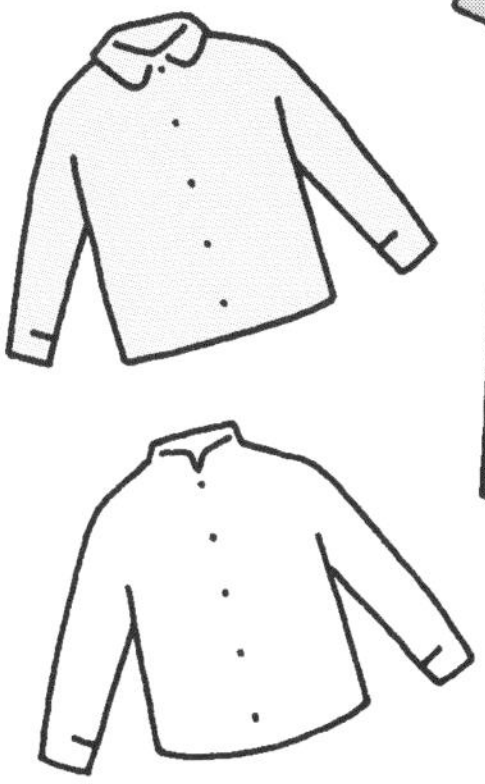

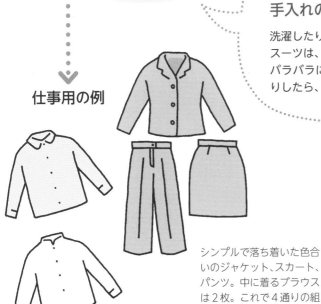

シンプルで落ち着いた色合いのジャケット、スカート、パンツ。中に着るブラウスは2枚。これで4通りの組み合わせができる

家族や友人に服選びを助けてもらう

自分では組み合わせや選び方がわからない人は、家族や友人にアドバイスをもらうか、一緒に選んでもらう

写真にとって貼っておく

コーディネートしてもらったら写真にとってプリントする。着替える場所で目につくところに貼っておこう

ADHDの人は、手入れの後に注意

洗濯したりクリーニングに出したりした後、スーツは、元通りにセットしておかないと、バラバラになる。とりこんだり受け取ったりしたら、すぐにセットし直しておこう

注意

冠婚葬祭の服装は特に注意

冠婚葬祭では場違いな格好は失礼になり、自分が困る。結婚式や葬儀・法要では、何を着るか、ほかの出席者に必ず相談しておこう

対人関係②

会話では相手を見ることを意識する

職場の同僚や学校の友だちとのつき合いは、避けて通るのがむずかしいもの。対人関係を円滑に保つには、挨拶したり雑談したりすることが必要になってきます。

悪意はないけど、空気を壊す

特性によるとはいえ、場合によっては相手を傷つけたり、自分が誤解されたりする原因になります。

ADHDの特性が出ると

- 相手の話をちゃんと聞いていない
- 思ったことをすぐに口に出す
- 落ち着きがなく、そわそわする
- 気が短くて相手の発言をさえぎってしまう

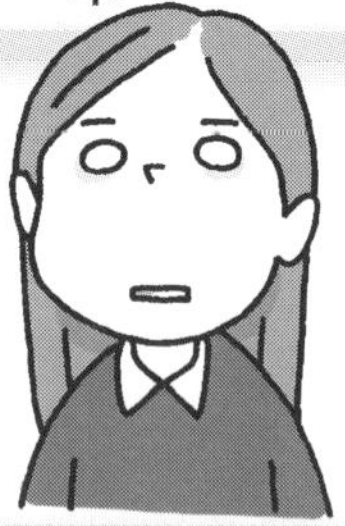

相手に注意が向けられず、ぼんやりして話を聞いていない人も

ASDの特性が出ると

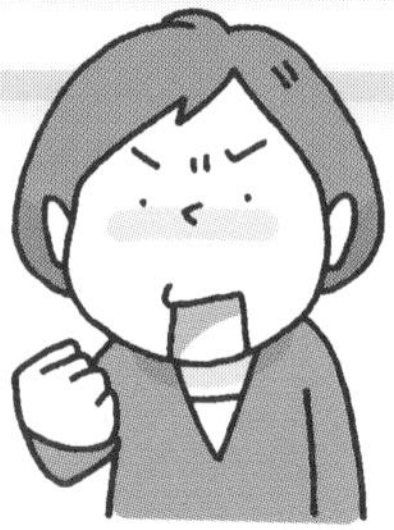
言わなくていい間違いを指摘して、場の雰囲気を壊す人も

- 雑談が苦手
- うそがつけない
- 相手の気持ちを考えずに発言する
- 抽象的・感覚的な表現やそうした会話が苦手
- 感情的になりやすい
- 自分からあまり発言しない
- 誰にでも敬語を使う

ちょっと心がけることで会話はスムーズになる

発達障害の人は、空気を読むことが苦手なので、会話のやりとりで、なぜか相手をあきれさせたり怒らせたりしてしまうことが、よくあります。

自分では悪気がないのですが、不注意などでついやってしまうことによって対人関係に支障をきたします。職場や学校で気まずい思いをしたり、自分ひとりだけ浮いたりしないためには、相手への気遣いも必要です。

何か発言したり、行動したりする前にワンクッションおいて相手の気持ちを考え、発言や行動にうつすようにしましょう。

相手や周りのようすをみる練習を

対人関係をスムーズにするには、ちょっとした気遣いやひとこと添えることが大切です。

あいづちで聞いていることを示す

相手が話している間、無表情でリアクションがないと相手を不安にさせる。「そうなんですか」「わかります」「なるほど」などと適度にあいづちを打ったり、うなずいたりする

雑談で困ったらその場を離れるほうがいい

雑談の内容が理解できなかったり、次々に変わる話題についていけなかったり。こういうときは無理に参加せず、「用事を思い出したので」などと、その場を離れるほうがよい

発言する前に、ひと息ついて考えるくせを

相手がどう思うか、相手を傷つけないか、考えてから発言する。また、相手の話をさえぎらず、最後まで聞くように心がける。自分は平気でも相手は嫌だと思うことも多い

「ありがとう」と「ごめんなさい」

やりとりの際に「ありがとうございます」「よろしくお願いします」などと、ひとこと添えるようにする。ミスをした後は「ご迷惑をおかけしました」「申し訳ありませんでした」と必ず伝える

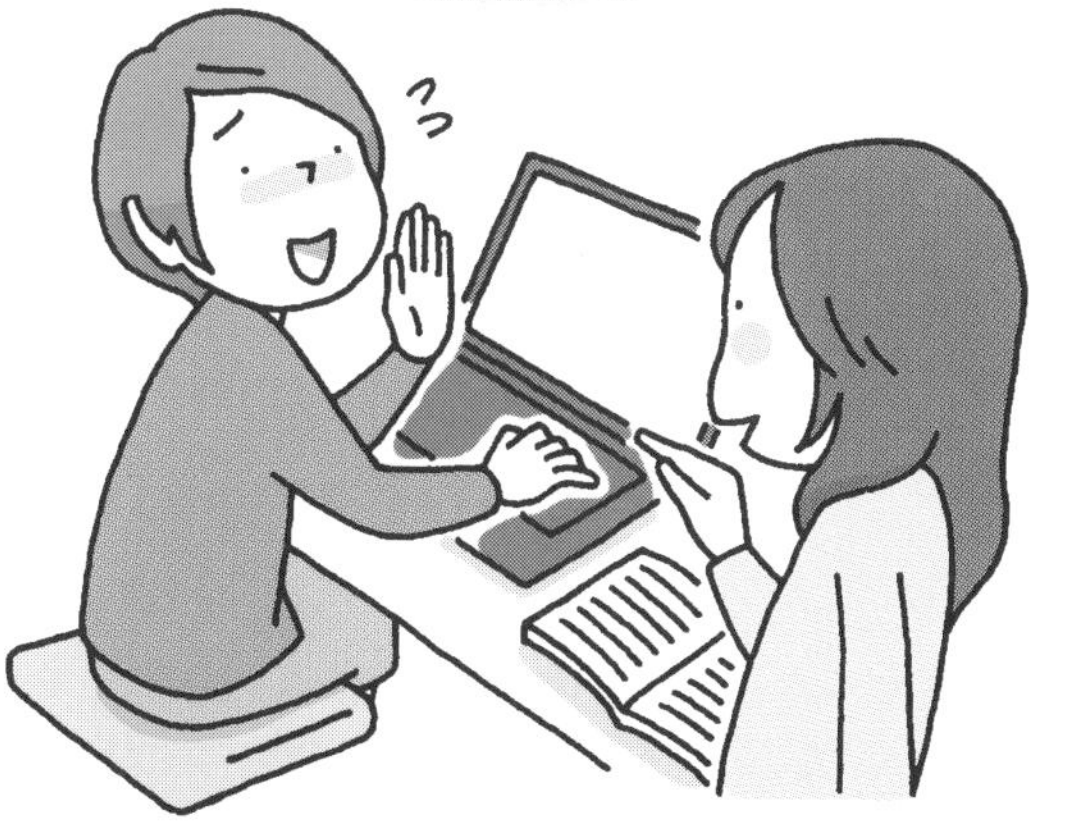

ランチに行きたくないときは、「行きません」ではなく「すみません。レポート急いでいるんで」などと、やんわりかわす

就労①

向いている仕事を特性から考える

発達障害の人はやみくもに就職活動をするのではなく、職種や働き方をじっくり考えてみましょう。まずは、発達障害であることを伝える（オープンにする）かどうかによって、就労先が変わります。

クローズでの就労は悩みが多い

発達障害の人が仕事を探すとき、自分が発達障害であることを公表せず、「一般枠」の採用を希望することを「クローズ」といいます。確かにそのほうが多種類の職種から選びやすく、給与や待遇の面でも好条件のものがあります。ただ、その場合は当然のことながら特別な支援は得られません。

障害者手帳（→P98）を取得して発達障害をオープンにし、「障害者枠」で就労をめざす方法もあります。一般企業には、障害者を雇用する率が決められているからです。障害者枠で就労した場合は、「合理的配慮」をしてもらえます。

クローズの場合はつらい思いをすることも

仕事ともなれば、「苦手だからできません」ではすまされないことも多く、また、クローズの場合は障害を隠す努力も必要になり、不安や疲労がよけいに強くなります。

失敗が多く、たびたび注意される

ミスが多いと周りに迷惑をかけ、叱責の対象に。遅刻や仕事の締め切りを守れないことも評価を下げる

苦手なことでもやらなければならない

コミュニケーションが苦手でも、接客や電話の対応などの業務につくことになればやらざるをえない

支援は得られない

支援機関などのサポートもなく、基本的に自力でなんとかするしかない

人づき合いで失敗することも

失礼な言動や空気の読めない言動で、相手を怒らせたり、周囲から浮いたりして職場に居づらくなる

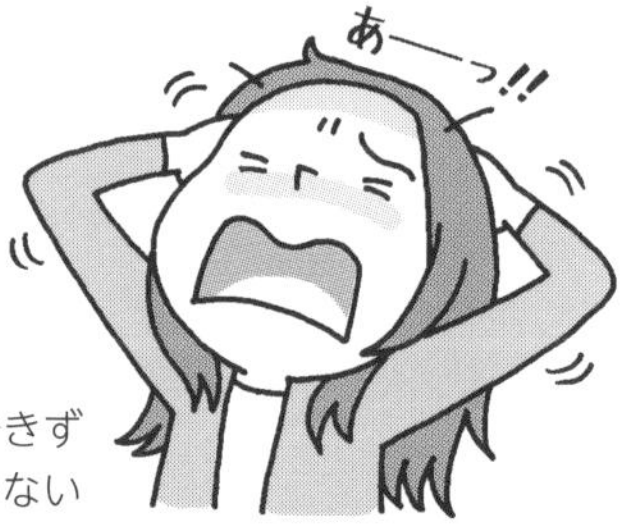

言い訳もできず耐えるしかない

仕事と特性を考えてみよう

仕事が続かず転職を重ねる人がいます。選んだ仕事が合っていなかったのかもしれません。就労前に、自分の特性から、苦手なことは何か、得意なことは何かを考えてみましょう。

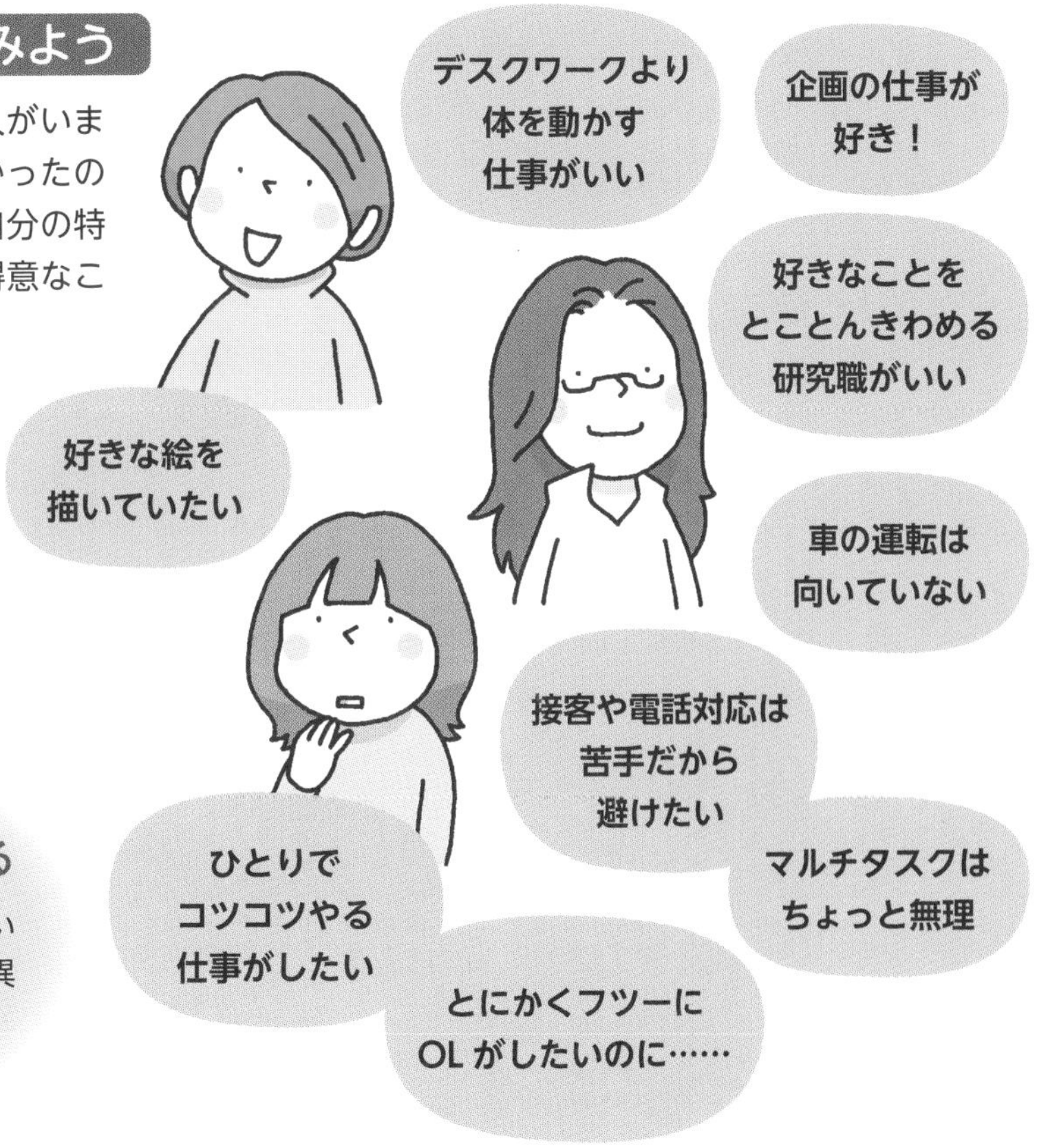
デスクワークより
体を動かす
仕事がいい
企画の仕事が
好き！
好きなことを
とことんきわめる
研究職がいい
好きな絵を
描いていたい
車の運転は
向いていない
接客や電話対応は
苦手だから
避けたい
ひとりで
コツコツやる
仕事がしたい
マルチタスクは
ちょっと無理
とにかくフツーに
OLがしたいのに……

苦手なことを伝える

発達障害があると伝えなくても、苦手なことを伝えて、カバーする方法を相談してみる

配置転換を相談する

可能な場合は、自分に向いている職務内容の部署に異動したいと相談してみる

オープンでの就労を考えても

発達障害の特性により、思うように就職できない、転職をくり返しているという場合、障害者雇用制度を利用することは選択肢のひとつです。就労の支援が受けられます（→ P78）。

利用できる人

- 発達障害であるという医師の診断がある人
- 精神障害者保健福祉手帳（→ P98）を持っている人

就労先

- 一般企業の「障害者枠」
- 特例子会社（企業が特別につくった子会社。障害者が働くための配慮をしている）

就労後のメリット

- 職場の環境、作業の内容など、特性に合った配慮をしてもらえる
- 職場に定着するサポートを受けられる

就労②

面接では、ありのままの自分を見せる

働きたいと思っているのに就職活動の段階で失敗するケースも少なくありません。面接が苦手なことが多いため、事前の準備と心がまえをしておきましょう。

特性の影響で面接が苦手な人は多い

就職活動の面接は緊張するのが当たり前ですが、発達障害のある人には、特に苦手だという人が多くみられます。

ついよけいなことまでしゃべったり、質問の答えとずれた発言をしたり、パニックになって黙りこむ、泣き出してしまうなどして失敗に終わるのです。

就職活動には慣れと経験も必要です。失敗したらその原因を把握し、次の面接に活かすしかありません。ＡＳＤの人は、人との会話やコミュニケーションが苦手なので、面接の練習に時間をかけましょう。

面接でやってしまいがちなこと

面接での対応は、採用の可否におおいに影響します。下記のような受け答えや態度はあまり印象がよくありません。

自分をよく見せようとうそをつく

話を盛る、できもしないことをできると答えるなど。採用後に「話が違う」「こんな人だと思わなかった」などという結果になりがち

しゃべりすぎる、話が脱線する

ADHD の人は、しゃべりすぎや質問の答えから脱線することがある。ASD の人は回りくどく、わかりにくい話し方になる傾向がある

答えられずに黙りこむ、泣き出す

ASD の人は臨機応変な会話が苦手。想定外のことを聞かれるとパニックになって黙りこんだり、泣き出したりする人もいる

無愛想に見える態度をとる

ASD では、人とかかわるのが苦手で表情がかたく、無愛想なまま受け答えをする人もいる。「視線が合わない」と相手に感じさせて印象を悪くすることもある

無理に自分をよく見せるのはやめる

面接で過度に演技する必要はありませんが、できるだけにこやかに、落ち着いた態度でのぞみます。そして、自分ができること、得意なことを中心にアピールします。

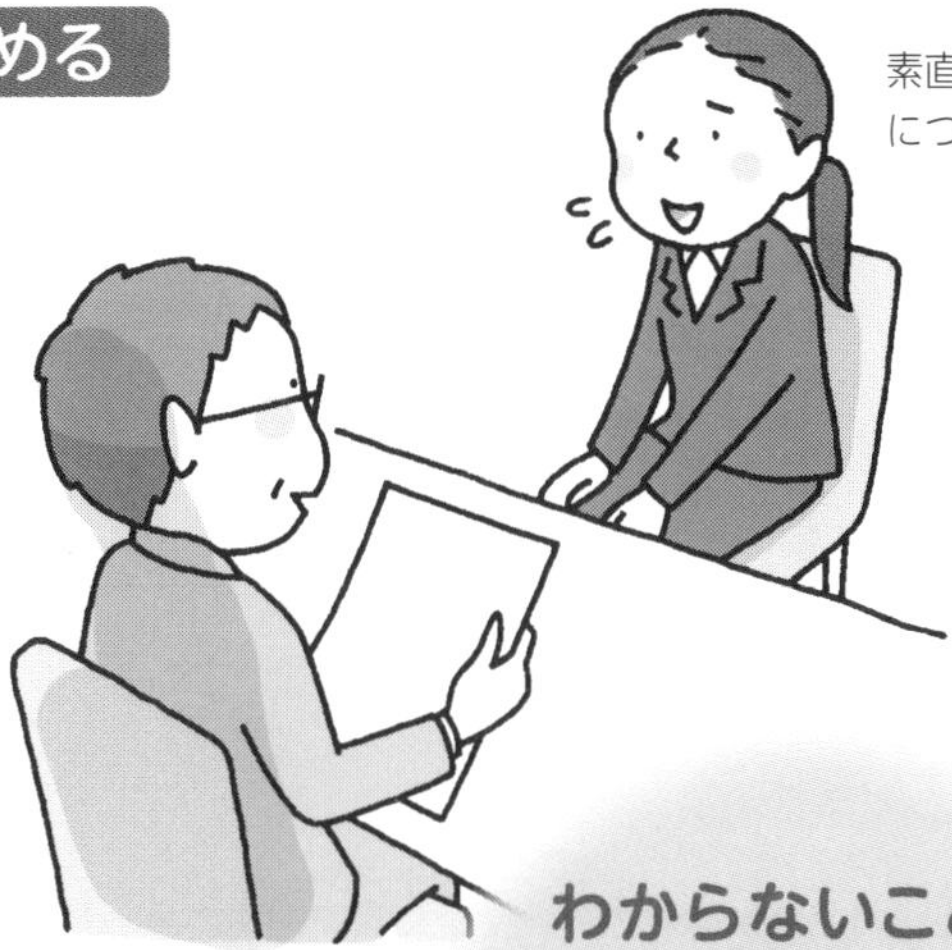

素直さは好印象につながる

落ち着いて、にこやかに

相手の顔を見て、話や質問に軽くうなずく。目を見つめすぎないように注意

わからないことは「わかりません」と答える

黙りこんだり、泣き出したりするよりは、素直に答えるほうがよい

聞かれたことは簡潔に答える

ASD の人は、話が長く回りくどくならないように注意する

返事は、はっきりと

早口や小声に注意。質問を途中でさえぎるのは絶対にダメ

ASD のタイプ別の注意点

- **受動型**：控えめで従順すぎるため、自分の希望はしっかり伝える
- **積極奇異型**：一方的にしゃべらない。質問に答えず、自己中心的になりがちなので気をつける
- **孤立型**：他人に興味がない態度が強いと採用されにくい。できるだけにこやかに
- **形式ばった大仰な型**：受け答えがワンパターンやマニュアルどおりにならないように注意する

注意

想定問答でとりつくろっても働きはじめたらばれる

想定問答を用意し、周到にシミュレーションするのはよいが、できないことをできると答えても採用後に自分が困る。また、面接官もプロなので、想定問答にない質問をしてくることがよくある。やはり素直さが大切

締め切りが守れない原因はさまざま

ほとんどの仕事には締め切りや時間内に終わらせる決まりがあります。そのルールを守れないと自分の評価が下がるだけでなく、同僚や上司にも迷惑をかけます。

何が原因なのか、自分で整理してみる

働く以上は自分の評価はもちろんですが、一緒に働く同僚や上司と共通の目標を達成するために努力することが必要です。

しかし、仕事の締め切りを守れなかったり、忘れることが多かったりすると、妨げになります。

まずは自分の弱点を理解することが大切です。ADHDではモチベーションが上がらず、スタートが遅れることがありますし、ASDではこだわりすぎが遅れの原因になります。自分が発達障害だと職場に伝えているなら配慮を求めます。伝えていないなら、苦手な作業があると相談しましょう。

原因を考えて対処する

仕事が手につかない、スケジュールが守れないなど、うまくできない原因が、発達障害の特性にあるのでは？　思いあたるなら、特性に合った対処法を考えておきましょう。

スタートするとき

発達障害の特性は、仕事の取りかかりに影響します。スタートでつまずかないための工夫をしましょう。

うっかり忘れる

不注意はADHDの特性。視覚情報は頭に入りやすいので、やることをすべてメモして、目につく場所に表示する

やる気が出ない

始めない場合の結果を考え、すぐにできるものから始める。「ここまでやったら○○」などのごほうびを用意する

計画が立てられない

いったん全部の作業を書き出し、細かく分け、順番に並べる。それぞれの作業をする日時を決めてから始める

うまくできないときは上司と相談する

作業の途中で

やる気が持続しなかったり、完璧さにこだわりすぎたりして予定が大幅に遅れることがありがちです。こうした特性にも対処法はあります。

モチベーションが保てない

ADHD では、途中でモチベーションが下がりやすい。予定どおりに終わらない場合のデメリットを考えて、やる気を出すように仕向ける

スケジュールどおりに進まない

ADHD では段取りが苦手。スケジュールと合わせながら To Do リストをつくる。わからなければ上司と相談

締め切りを守れない

実際の締め切りより早めに、自分だけの締め切りを設定する。ミスを処理する予備時間をとっておくと安心。こまめに進捗をチェックするくせをつける

締め切りチェックには人の手を借りよう

自分だけでは進捗チェックが甘くなるため、同僚や上司の助けを借りる。定期的に進捗を確認してもらえるように頼んでおこう

完成度にこだわる

仕事はコスト面などからスケジュール優先が多い。ASD の人は完璧に仕上げようとこだわりすぎる傾向があるので、7 割の完成度を目安にし、まずは全体を仕上げよう

「どう進んでいる？」などと、声をかけてもらおう

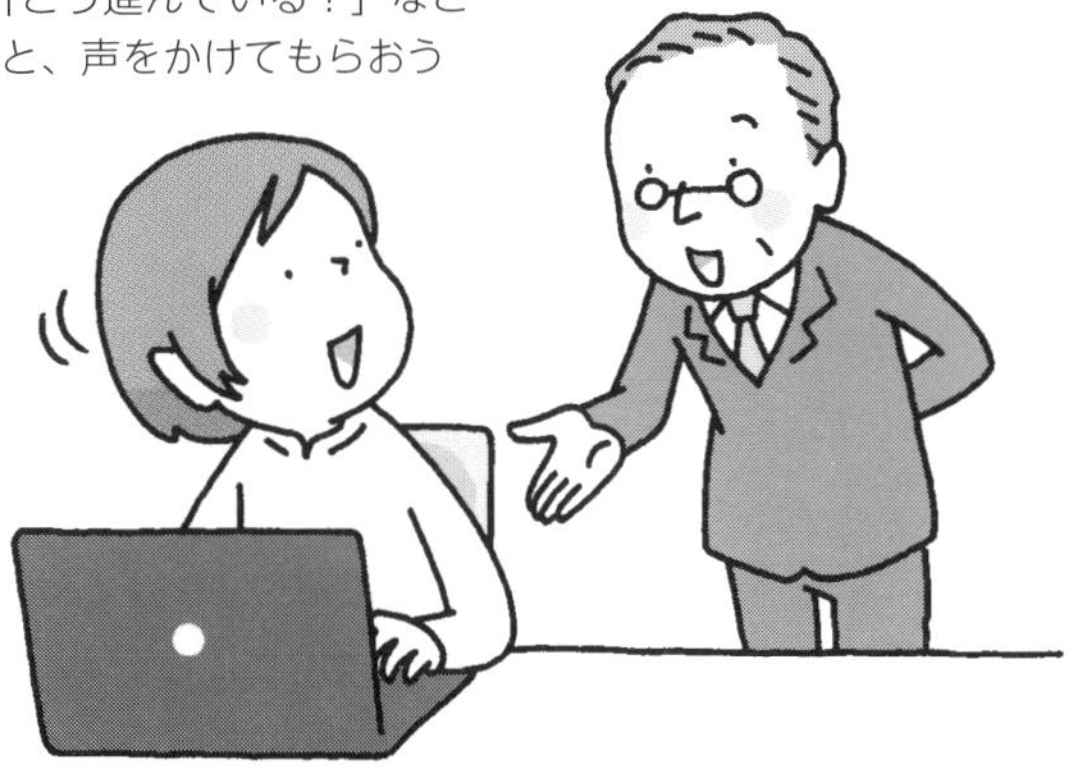

完了

ひとりでがんばらず、周りの人に協力してもらうことをためらわないで

あいまいな指示は確認してから始める

あいまいな表現を理解したり、空気を読んだりするのが苦手な人もいます。具体的でない指示だと迷ってしまい、誤った解釈のまま仕事や作業を進めがちです。

察することが苦手で、あいまいな指示もわからない

仕事やアルバイトでは「そのへんを掃除しておいて」「机をササッと片づけて」といった指示がよくありますが、ＡＳＤの人はあいまいな表現や雰囲気を察すること、普通はこうするものといった暗黙の了解が苦手です。

そのため、自分なりの解釈で作業をするものの、指示どおりにできていないことがよくあります。

すぐにミスを認めて謝罪し、やり直せばよいのですが、相手の指示が悪いなどと自分の正当性を主張し、相手を怒らせてしまう人もいます。これでは心証が悪く、評価にかかわります。

こんな行動、態度をとっていない？

ASD の特性が影響しているにしても、事情を知らない相手には理解しがたい言動だと受け取られてしまいます。

失礼な態度をしていない？

上司や取引先の相手に敬語を使わない、会話がぶっきらぼう、自分が悪くても謝らないなど

没頭しすぎてない？

自分の仕事だけに過集中して周囲の状況を見ていない。来客に対応しない、声をかけても答えないなど周囲を怒らせる

わからないことを放置していない？

やり方がわからないのに上司や同僚に相談できず、進められない。あるいは勝手な解釈でやってしまう

上司に「できません」だけ言って、すぐに自分の仕事に戻るのは失礼な態度

仕事は「ほう・れん・そう」で進める

仕事で勘違いしたり勝手な解釈で失敗したりしないためには、「ほう・れん・そう」を意識しましょう。事前にノートなどに書き出して考えをまとめると、頭を整理しやすくなります。

「ほう」＝報告

一緒に仕事をしている同僚や上司とは共通認識でことを進めていかないと失敗する。コミュニケーションが苦手でも、面倒がらずにこまめに報告する

「れん」＝連絡

予定などはこまめに連絡する。最近ではメールやチャット、共有ファイルなどで情報管理をすることが多いので、確認作業を忘れないようにする

「そう」＝相談

いちばん大切なポイント。指示がわからないとき、やり方に迷ったときは勝手に進める前に確認する。そのほうがミスを防げて、やり直すリスクも減る

「ほう・れん・そう」で、しっかり地に足をつけた仕事をしよう

！注意

「ちん・げん・さい」は絶対に避けるべき

「ちん＝沈黙する」「げん＝限界まで言わない」「さい＝最後までがまんする」というのは自分がつらいだけでなく、周囲にも迷惑をかける。仕事上では避けよう

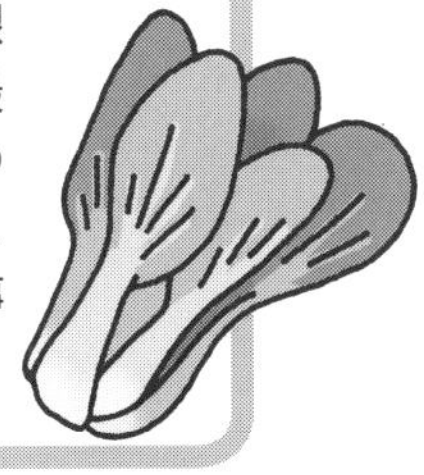

ひとこと付け加えるように

用件だけ伝えて言葉足らずだと失礼なこともある。話すとき、下記のような言葉をときどきはさむとよい

- お尋ねしたいのですが
- 申し訳ありませんが
- お手数をおかけしますが
- ありがとうございます

自分のくせを理解してミスを防ぐ

仕事はチームワークでおこなうものがほとんどです。自分でも気づかないうちに、周囲に迷惑をかけていないか、気をつけましょう。

職場では自分の失敗だけですまないことも

ＡＤＨＤの集中力が続かず気が散りやすいところや、次々に考えが変わる傾向は、仕事の遅れにつながるだけでなく、周りを振り回すことにもなりがちです。

ＡＳＤの過集中も同様です。自分だけ長時間の残業や徹夜仕事をしても、周囲は困惑します。しかも、勘違いしたまま作業していたり、周りの状況が見えていなかったりすると、その仕事はむだになるかもしれません。

こうした事態を防ぐには、自分のくせや傾向を把握し、周りをよく見て協力し合うことを心がけましょう。

周囲の人を困らせていない？

悪気などないのに、こんな状況になっていないか、自分の仕事ぶりを振り返ってみましょう。

あなたがやり残した仕事を誰かがやることになっていない？

締め切りを守れず、やり残しが多いため周りが手伝ったり、代わりに誰かが担当したり

あなたのうっかりミスを誰かがフォローしていない？

書類やファイル、パソコンのデータを一緒に探してもらったり、自分のデスクを誰かが片づけたり

思いつきで動いて、すぐに挫折して放り出していない？

企画やアイデアが次々にひらめき、取りかかるものの、飽きて途中で投げ出したり

夢中になりすぎて、周囲を巻き込んでいない？

没頭しすぎて残業や徹夜を続け、過労でダウン。結局、誰かに仕事を代わってもらったり

見える・聞こえるを使った対策

私ってこうだから、とあきらめずに改善するように心がけましょう。そうした努力は周りに伝わります。

うっかりには

必要なことをメモして、何度も見直し、書き直す

To Do リストや持ち物をメモして、こまめに見直す。予定変更や進捗状況に合わせ、そのつど修正する

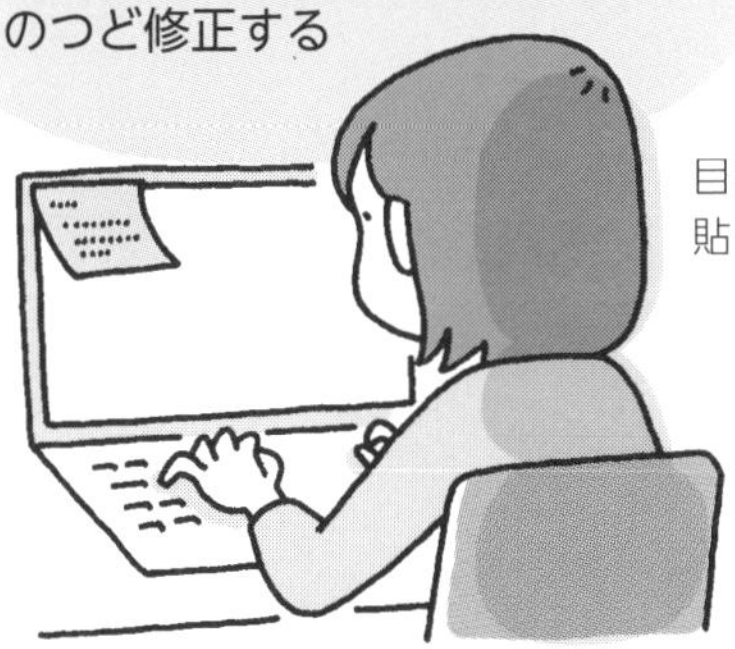

目につくところに貼っておく

過集中には

休憩をはさんで周囲のようす、仕事の進捗をチェックする

過集中になるのを防いだり、進捗状況を確認したりするため、定期的に休憩をとる。アラームをセットし、休憩と進捗確認を習慣にする

やり残しには

気が散ったり、集中力が途切れたりしにくい工夫を

あれこれ一度に複数のタスクを管理するのはむずかしい。タスクを分解・整理して、ひとつずつ完了させるくせをつける

オフィスは静か?

うるさくて落ち着かないのかも。可能なら、空いている会議室や作業スペースを借りる。ただし、没頭しすぎないよう、アラームをセットして時間を決めて作業する

思いつきには

「やるべきこと」を意識するため、声に出し、目でチェックする

やることがぶれないように、To Do リストを手にとって読み上げる

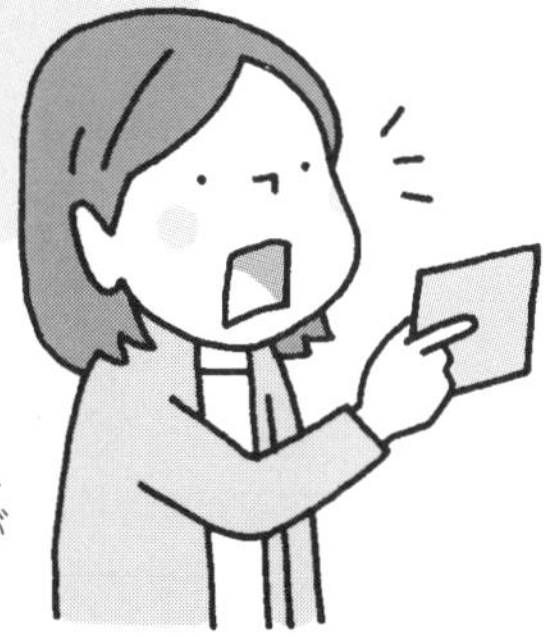

声に出して読み上げると、自分の目と耳から情報が入り、意識が高まる

コラム

福祉サービスを利用して就労に結びつける

適職をみつけ働き方の訓練も

発達障害など障害がある人へ、就労移行支援などの福祉サービスがあります。これは、就労移行支援事業所に通いながら、就労に必要な知識、能力向上のトレーニング、就職活動支援が受けられるサービスです。利用期間は二年です。就労後も職場への定着のための支援が受けられます。

精神障害者保健福祉手帳がなくても、自治体が交付する「障害福祉サービス受給者証」があれば、利用可能です。希望する場合は役所の障害福祉課、就労支援機関、就労移行支援事業所に相談を。

事業所は民間やＮＰＯ法人などが運営しています。プログラムは事業所によって違うので、見学してから決めるようにしましょう。

発達障害のある人が利用できる主な就労支援機関

発達障害者支援センター

発達障害がある人への総合的な支援を目的とする専門機関で、地域ごとにある。就労だけでなく、福祉、教育、医療などの各機関と連携して相談・指導をおこなっている

地域障害者職業センター

ハローワークと連携し、障害がある人の職業リハビリテーションや就労支援をおこなう。事業主に対する雇用管理のアドバイス、ジョブ・コーチの派遣なども

ハローワーク

障害がある人の就職活動を支援する。専門知識をもつ職員・相談員がおり、就労に関する相談を受け付けている

4 自分をいたわり、励ます方法を身につける

発達障害の女性は、体調不調が現れやすいのですが、
倒れるまで無理を重ねてしまう人もいます。
気分が落ち込み、うつ状態になる人も……。
必要以上に自分を責めるのは、もうやめませんか。
自分をいたわり、元気さをとりもどしましょう。

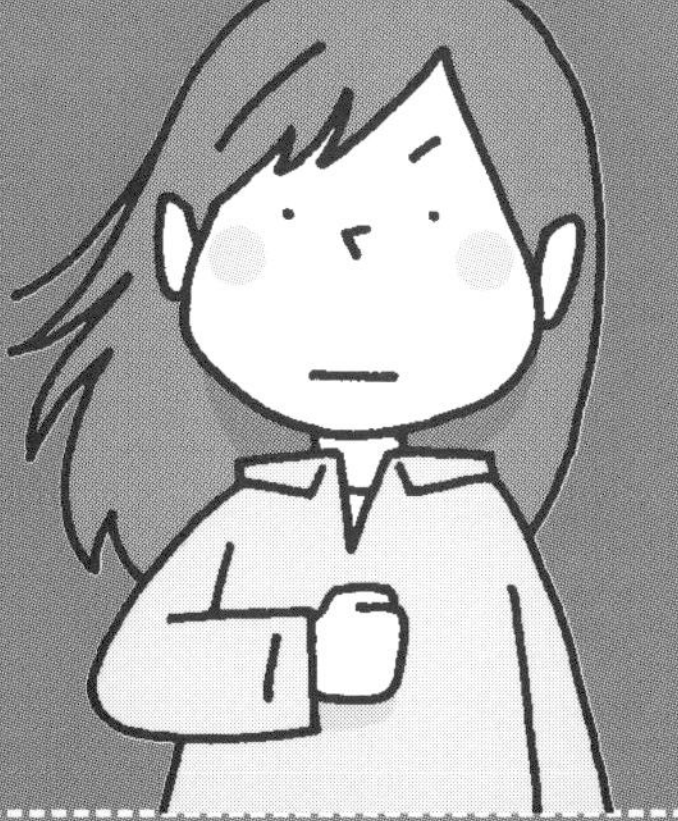

無理をしない

疲れやすいのに感じにくいと自覚する

発達障害の人は心身ともに疲れやすいところがあります。疲れがたまるとパニックにつながる心配もあるため、意識して休むようにしましょう。

なぜ疲れやすいの？

疲れやすいのは発達障害の特性によります。自分が疲れやすいこと、それに気づきにくいことを自覚しておきましょう。

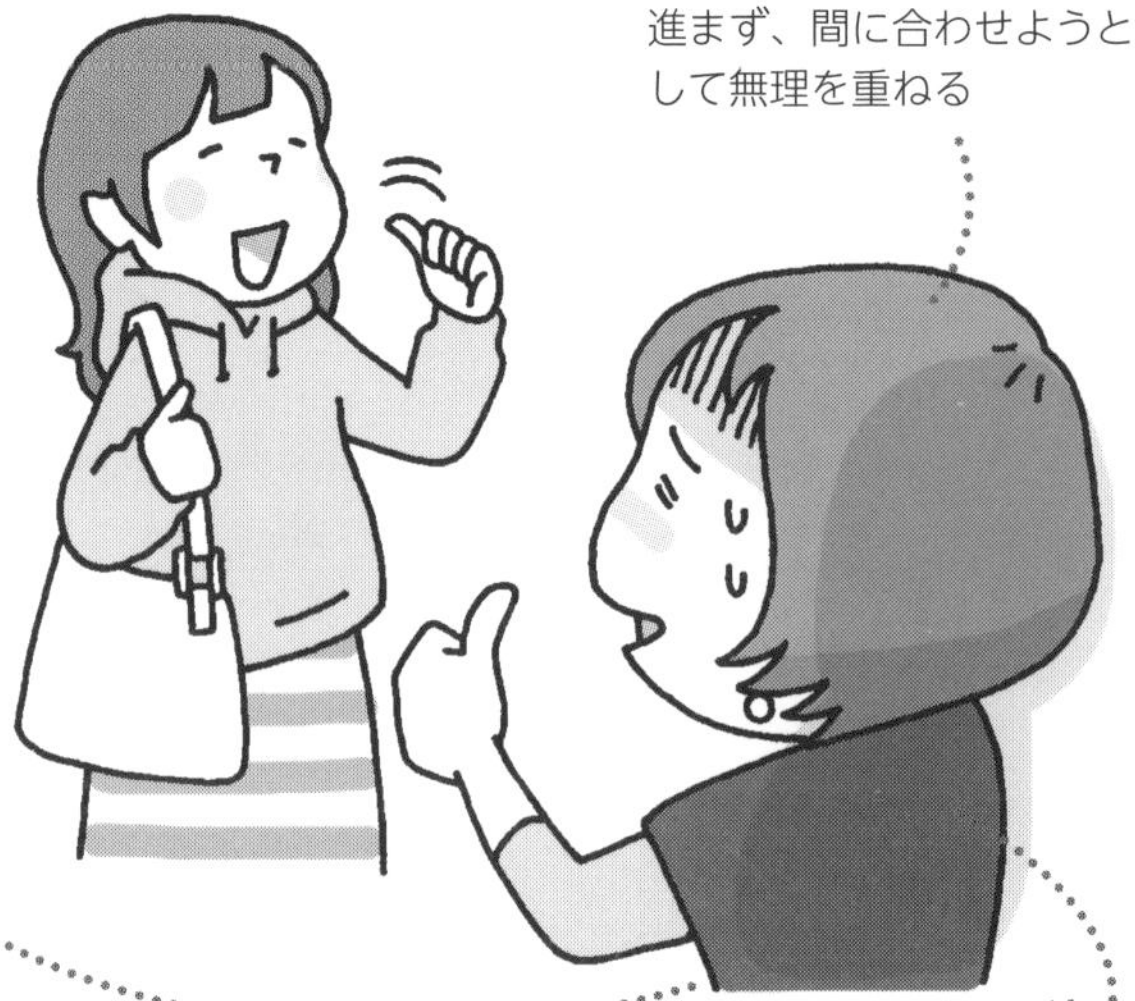

予定をつめこむ

先の見通しを立てるのが苦手で、無理なスケジュールになりがち。予定どおりに進まず、間に合わせようとして無理を重ねる

疲れを感じるセンサーが働いていない

自分の疲れや体調の変化を認識する力が弱い。すでにかなり疲れているのに自覚がなく、動き回り、働きすぎる

頼まれたら断れない

本当は無理なのに、「NO」が言えず、頼まれるままに仕事や遊びの誘いを受けてしまう。ドタキャンになってしまうことも多い

感覚が敏感

視覚、聴覚、触覚が過敏で、パソコンのまぶしさ、画面を見続けること、オフィスの雑音、駅や人混みなどで疲れる

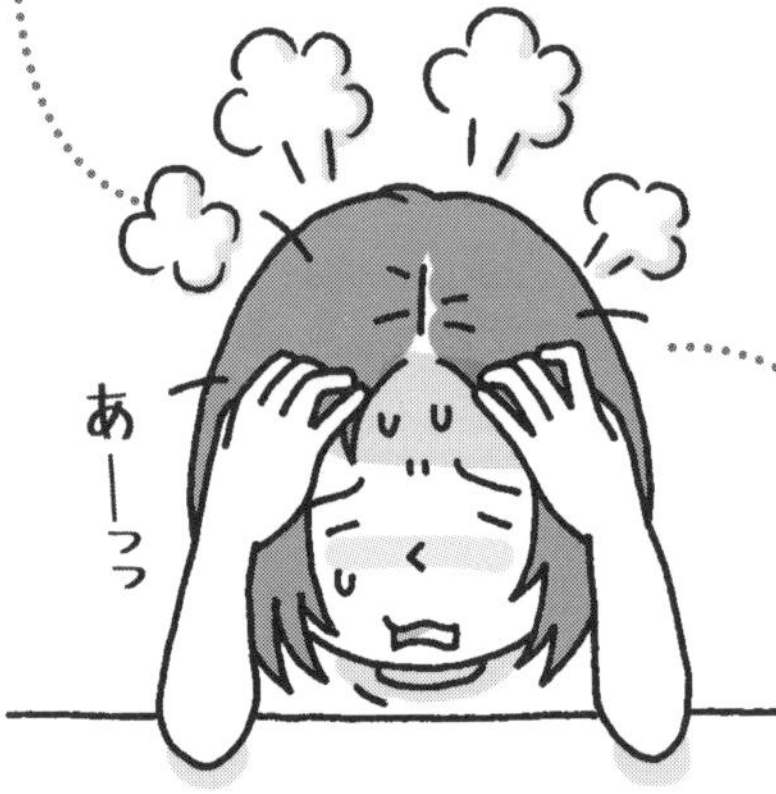

考えすぎて脳が疲れる

失敗したことを考えすぎて脳が疲れる。夜中にベッドの中でひとり反省会をして眠れなくなり、よけいに疲労する

疲労を感じにくく、無理をしがち

気づいていないかもしれませんが、発達障害の人は不安や緊張から常に気を張っています。また、ADHDやASDの特性によって、無計画に仕事や遊びの予定をつめこんだり、無理をしすぎたりするため、過労になりがちです。ところが、その疲れを自覚しにくい性質もあるのです。

その結果、疲労からさらにミスを招いたり、肝心なときに眠くなったり、ダウンしたりします。

こうした疲労の蓄積は心にも影響します。余裕がなくなってイライラや不安が強くなると、感情のメルトダウンやパニックにつながりやすくなるのです。

休みも予定に入れる

「時間があったら休む」「休めたら休む」ではなく、休憩時間や休日を最初から予定に組み込んで計画を立てます。それを必ず守りましょう。

予定をつめこまない

わずかな隙間時間までびっしりと予定を入れない。ミスやトラブルがあったときのことを考慮して、時間や期日に余裕をもたせて計画を立てる

ひとりになる時間を確保する

刺激を減らし、心身の疲れをとるには帰宅後の１～２時間、あるいは週末の丸一日、ひとりで過ごす時間を確保する。子どもがいる人は、夫に子どもを連れて出かけてもらうなど協力を頼む（→ P86）

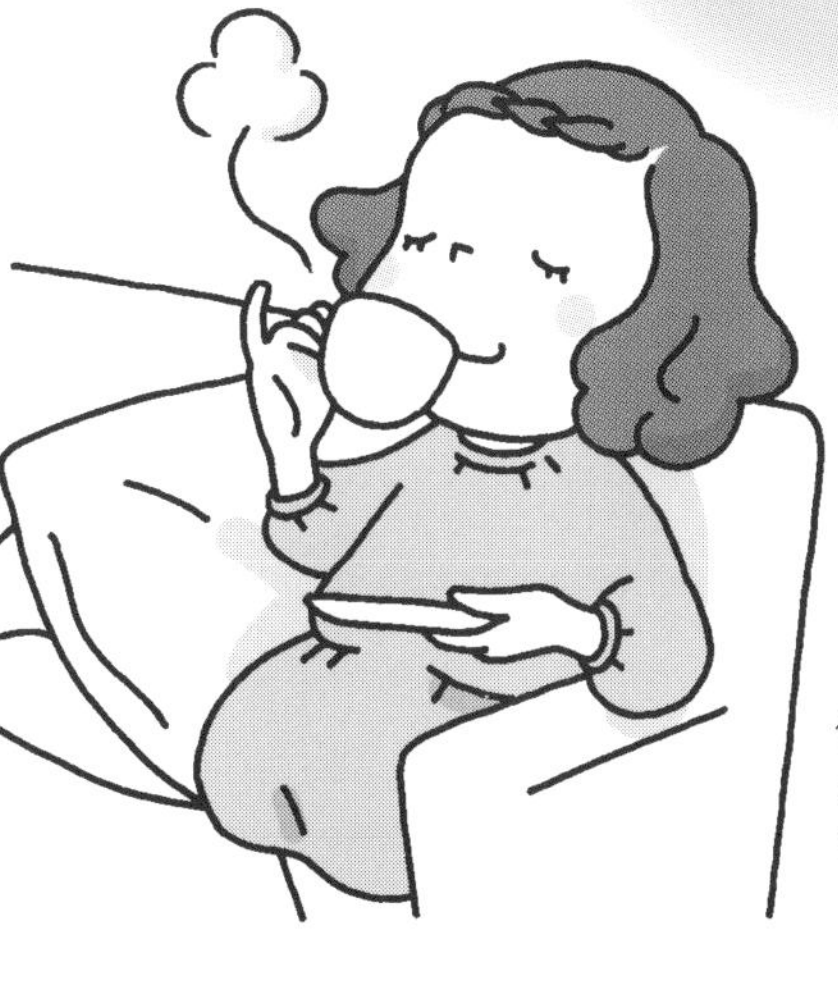

休むときには、何もしないほうがいい。たまには、ゆっくりお茶をのもう

注意

過剰な刺激を減らす工夫をしよう

職場の雑音、騒音、まぶしさなどで疲れが増すときは、状況に応じて耳栓や紫外線・ブルーライトカットのめがねなどを使って刺激を減らそう

セルフケア①

睡眠時間を確保して体調をととのえる

過労を防ぐにはふだんから睡眠を十分にとることが大切です。
自分の特性とうまくつき合うためにも睡眠をしっかりとって、体調をととのえましょう。

睡眠不足になると……

睡眠不足は特性による影響を増強させ、ミスやトラブルを誘発します。

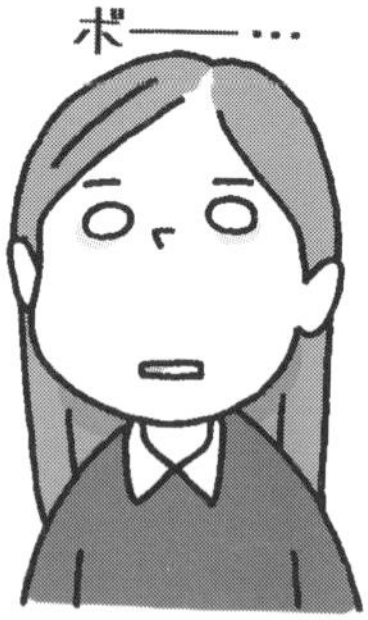

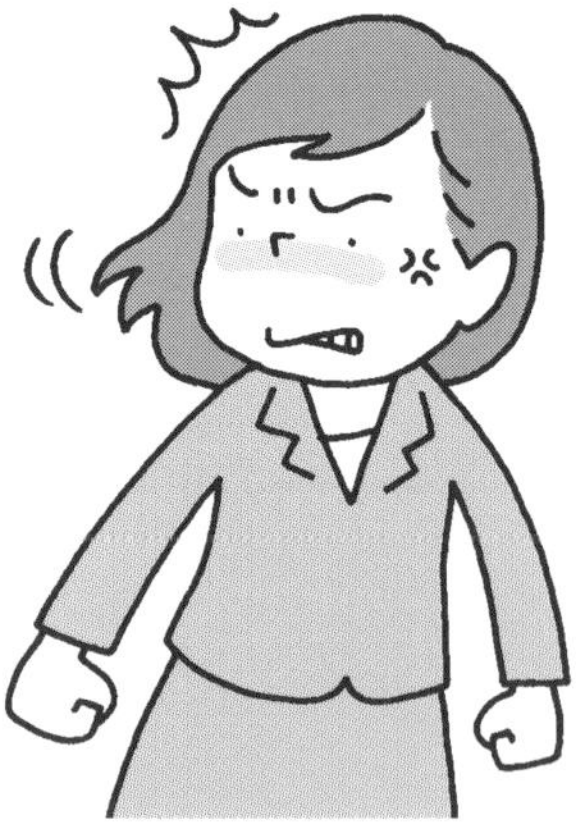

イライラしやすい

ささいなことにイライラしたりカッとなったりする。そのことで家族や周囲ともめるとよけいに消耗する

集中力が低下

昼間、仕事中や会議中に眠くなってミスしたり、叱られたりする

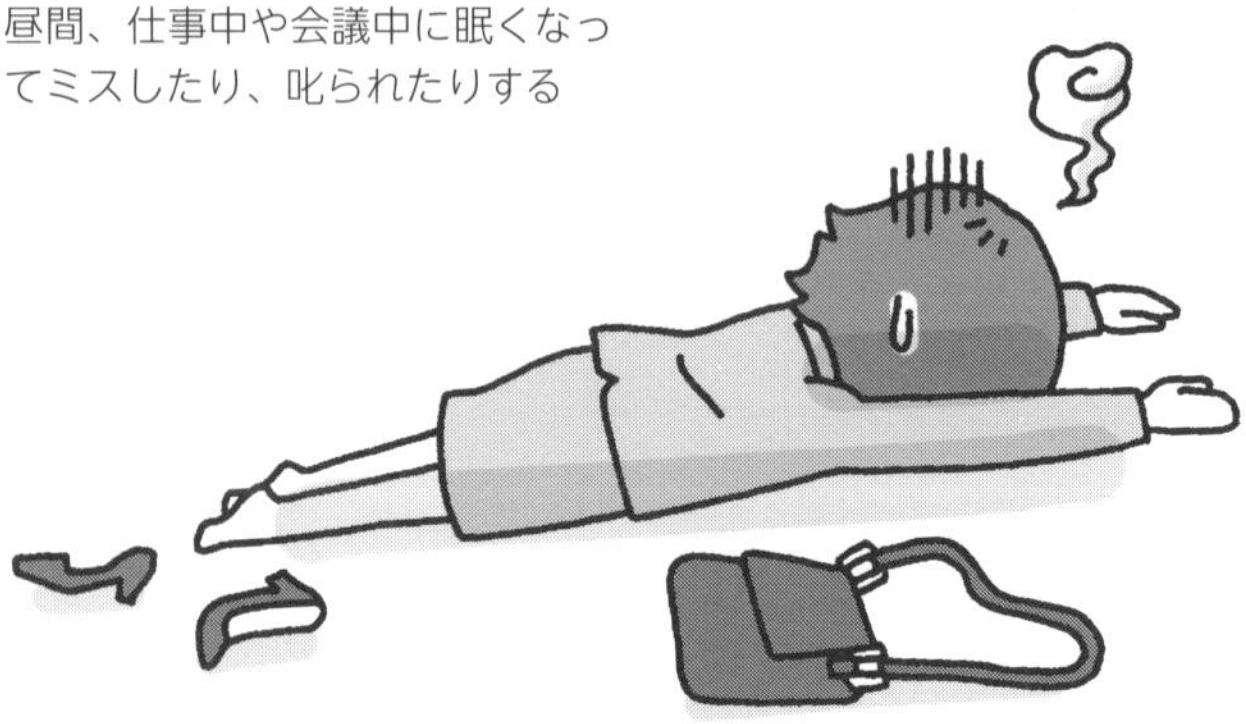

エネルギー切れでダウン

特に ASD の人は過集中によって2～3日徹夜したり、食事もとらなかったりする。ダウンして寝込むことになる

朝起きたら朝日をあびよう

寝つきが悪いために睡眠不足になる人もいます。ベッドに入ったらすぐに眠りにつくためには、朝いちばんの行動が重要です。

朝、起きたらすぐに太陽光を浴びましょう。すると、夜に寝つきをよくするメラトニンという脳内物質の分泌が促されるのです。

起きたらまずカーテンを開けよう

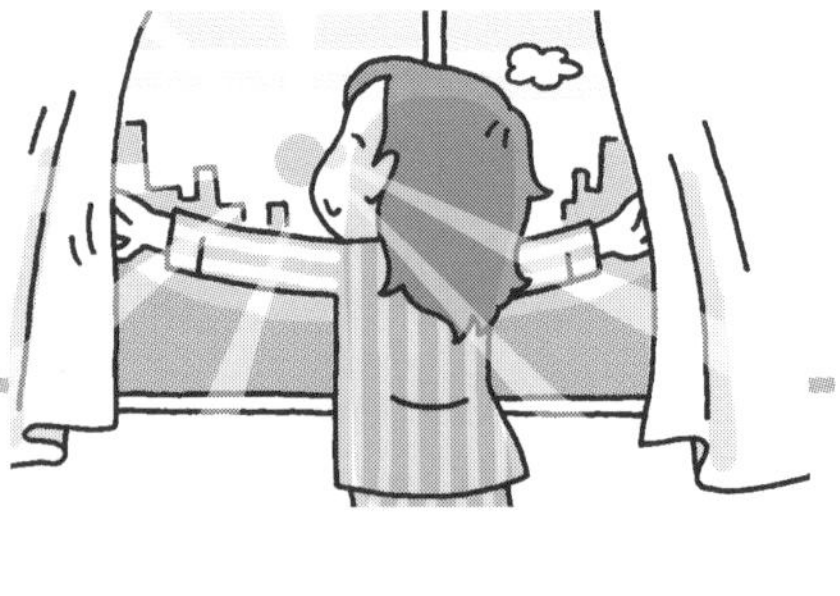

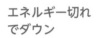

疲れやすいのだから、十分な睡眠時間をとる

発達障害の人が疲れやすいのには、動き回っているわりにあまり休憩しない、毎日の睡眠時間が十分にとれていないということも影響しています。

無理に予定をつめこんで毎日仕事が忙しいのに、家に帰ると自分の好きなことや楽しいことに没頭しすぎて寝る時間を削り、徹夜するという人がよくいます。

睡眠は脳を休め、うまく機能させるために、不可欠のもの。疲れやすい性質に加え、休憩や睡眠が不足すれば過労になるのも当然です。休息や睡眠をしっかりとって体調をととのえましょう。

睡眠を確保するために

生活習慣を見直し、寝不足になるような悪いくせは改め、睡眠時間を確保しましょう。

やらないほうがいいこと NO!

就寝前のスマホやゲーム

ベッドの中に入ってからもスマホをいじったり、ゲームをしたりするのは禁止

ベッドの中でひとり反省会

横になってからあれこれ考えごとをしたり、その日の反省会をしたりしない

おすすめのこと OK!

就寝時刻をアラームで知らせる

睡眠時間を削らないように就寝時間をアラームで知らせ、時間になったらベッドに入る

睡眠時間を先に決める

できれば7～8時間（もっと多くとる必要があれば、そのぶんだけ）は確保。そのうえで1日のスケジュールを組み立てる

瞑想や筋弛緩法

瞑想や筋弛緩法（例えば、こぶしをギュッと握ったあと、息を吐きながら体の力を抜く）をおこなってリラックスする

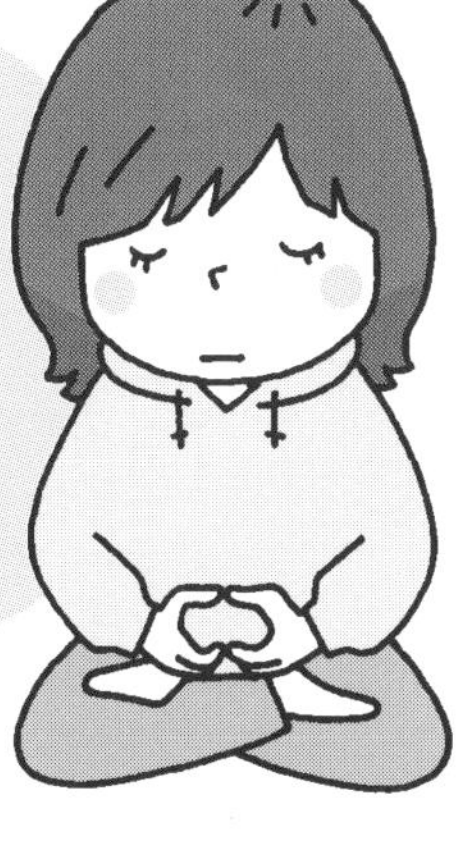

セルフケア②

パニックを起こす状況を覚えておく

予期しないことが起きたり、フラッシュバックがあったりするとパニックを起こすことがあります。そうなると、しばらくの間、何もできなくなってしまいます。

引き金になること

心身の疲労や強いストレスが引き金になるため、こうした状況をできるだけ回避しましょう。

睡眠不足や空腹

特にASDの人は寝食を忘れて過集中し、過労になりやすい。体調の悪さはメンタルにも影響する

予期しないできごと

突発的な事態が起きたり、新しい仕事を急にふられたりすると、考えることができなくなってしまう

フラッシュバック

過去に誰かにきびしく叱責されたというようなトラウマがフラッシュバックしてよみがえり、それがきっかけになる

不安やイライラ、怒り

職場や学校では自分の感情を押し殺し、がまんする場面が多い。そうやってためこんだ感情が爆発しそうになる

予兆を感じたら、その場を離れる

予兆があったら、「すみません、ちょっと失礼します」と断って、とにかくその場を離れ、静かな場所で休む。可能なら帰宅して休む

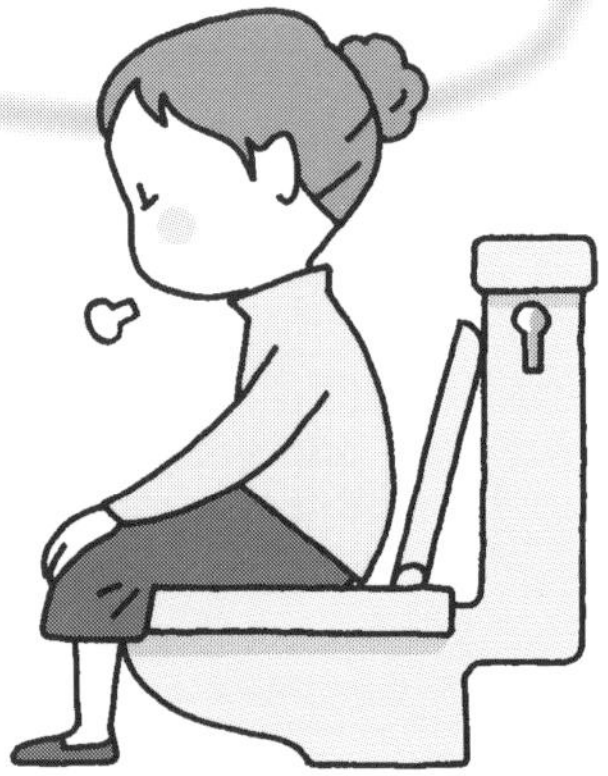

トイレの個室、社内の医務室や休憩室など、ひとりで静かに休める場所をあらかじめみつけておくと安心

パニックを起こさないようにすることが肝心

　パニックになったときの症状や行動には個人差がありますが、ほとんどの場合は気持ちの混乱や動転、焦りなどで何も手につかなくなります。毛布などにくるまって横になり、眠るかパニックがおさまるまで待つしかありません。その間は、苦しい思いをします。

　これを避けるには、自分がどんな状況になるとパニックを起こしやすいのかを把握して、その状況になるのを避けることです。

　パニックが起こる予兆に自分で気づけるようになれば、じょうずにかわす方法を身につけたり、早めに休養をとったりするなど、予防もできるようになります。

体調をととのえる

　パニックを防ぐには、まず体調をととのえることが第一です。睡眠や食事など基本的な習慣をおろそかにしないようにしましょう。

数字で毎日チェック

体調の変化を自覚しにくいので、体温、血圧、体重などを測定して記録する。数字で見ると変化に気づきやすい

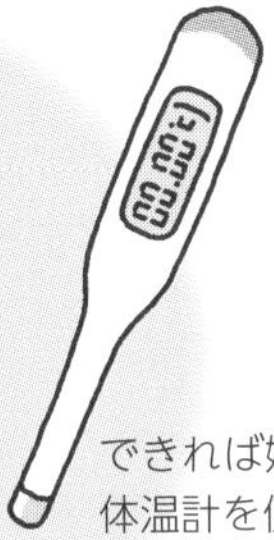

できれば婦人用体温計を使おう

生理周期を記録する

生理の前後・最中には女性ホルモンのバランスが乱れる。心身の不調と関連しているか、記録をつけてみよう

睡眠をしっかりとる

消耗しやすいため、疲れたときは早めにベッドに入り、休日も体を休める時間にあてる

疲労を感じていなくても、動きまわった日は早く寝る

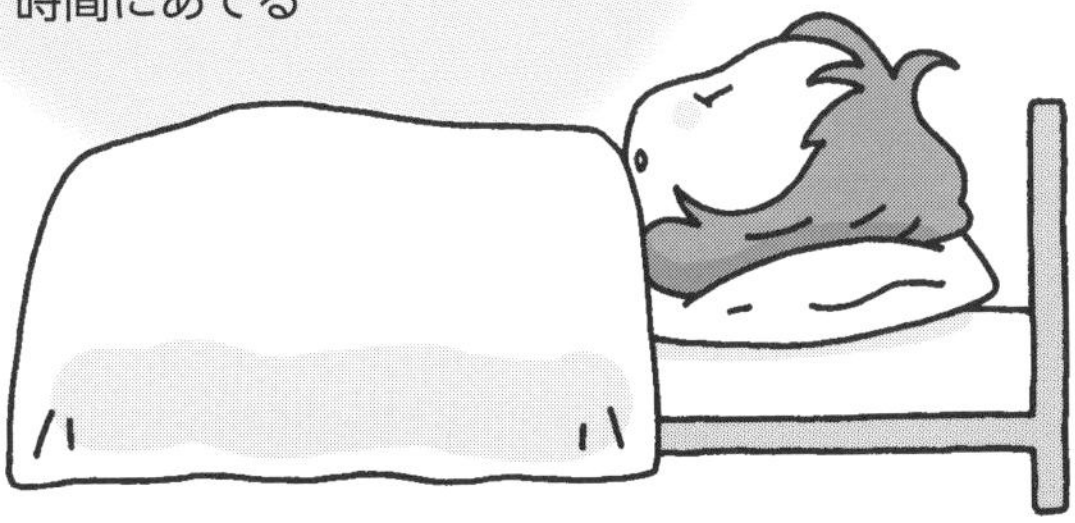

決まった時間に食事をとる

何かに没頭すると、食事がおろそかになる。忙しくても決まった時間に食事をとることを心がける

セルフケア③

ひとりになって落ち着く時間をとる

疲れをためこんだり、パニックになったりしないようにするには、ひとりの時間が必要です。家族にも協力してもらい、何もせず、ゆっくりできる時間をとりましょう。

1日のなかで

1日がおわるころには疲れてクタクタ。ひとりになって休む時間は欠かせません。1日のうち、どこかに必ず確保できるように予定に組み込んでおきましょう。

1日のうち、ひとりの時間を決めておく

1日のうち1～2時間、ひとりになる時間を確保。帰宅した直後や夕食後など、時間を決めておく

昼休みや仕事の合間に時間をとる

職場では緊張して疲れやすいため、どこかでひとりになってホッとリラックスできる時間をとる

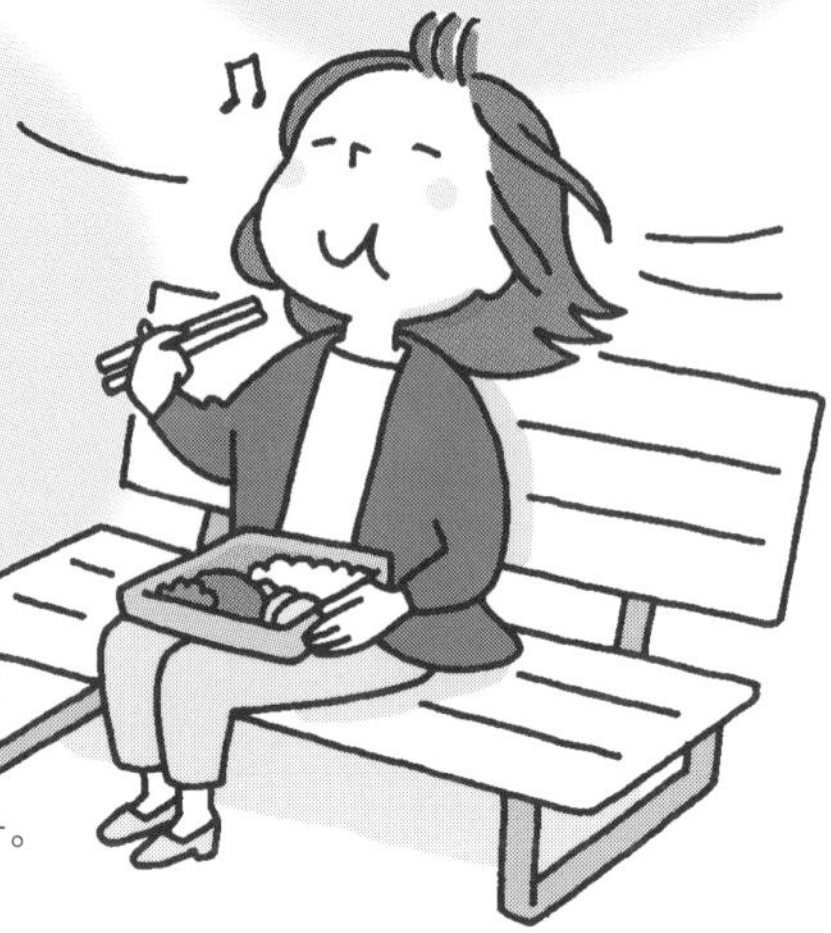

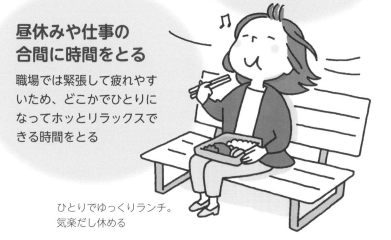

ひとりでゆっくりランチ。気楽だし休める

苦手なことで神経がすり減る

苦手なことが多く、いつも緊張しています。下記のようなことに注意するのも、発達障害の人にとって大きな負担です。

- よけいなおしゃべりをしない
- 仕事に遅れないようにする
- 忘れ物やうっかりミスに注意
- 失礼のないように気をつける
- 子どもの学校のことをちゃんとする
- 仕事の締め切りを守る
- 洗濯物をため込まない
- 子どもの世話をきちんとする

人とのやりとりで疲れてしまう

80ページでも述べたように、発達障害の人は人一倍疲れやすいことを自覚し、休息の時間をとることが不可欠です。

休むときにはひとりきりになるのがベストです。常に周りの人に対して気を張っていることが多いので、人とのやりとりで疲れてしまうのです。誰かがそばにいると心からリラックスできません。それは家族であっても同様です。「ひとりにしておいて」と言うのは、わがままだと思われそうで言いだせない人もいるでしょうが、家族とよい関係を保つためにも、夫や子どもたちに説明して理解してもらいましょう。

注意

夫やパートナーとの性生活はよく話し合って

ASD の人は皮膚の感覚が敏感なため、接触がいやで性行為を苦痛に感じる人もいる。一方的に拒絶すると関係に影響するので、夫やパートナーに事情を伝え、よく話し合うほうがよい

1週間のなかで

1週間しっかり働きました。自分をねぎらうために、休日にはひとりになれる時間をとって休みましょう。連休があれば、連日遊びに出かけず、1日は休むようにします。

夫やパートナーに協力してもらう

休日には夫や子どもにも協力してもらって丸一日ひとりになって休む。ただ、夫に家事を頼んだ場合、やり方や仕上がりに文句を言わないこと

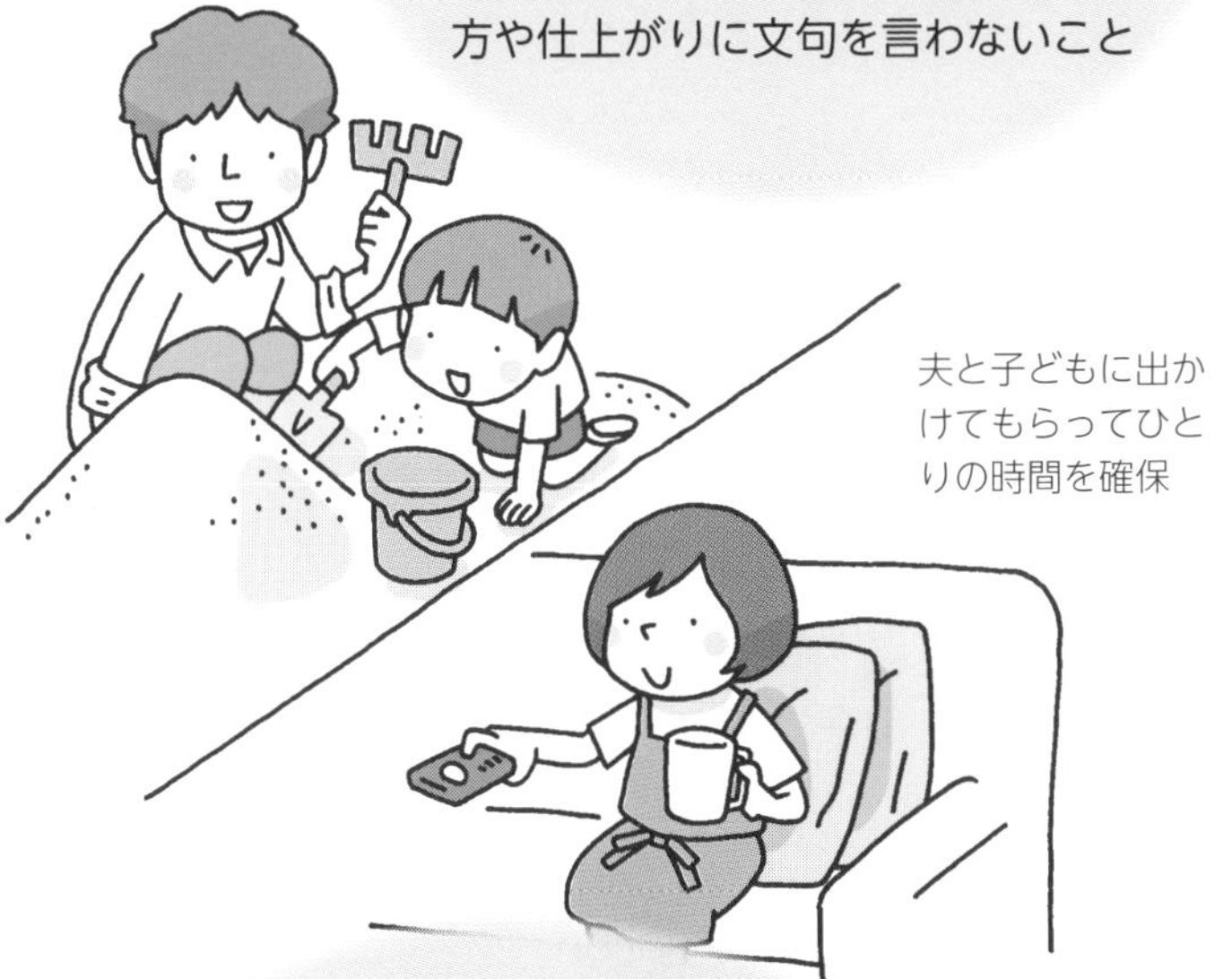

夫と子どもに出かけてもらってひとりの時間を確保

ハウスキーピングの利用も

掃除や片づけがたまって家族の目が気になってつらいとき、余裕があればハウスキーパーや掃除サービスなどを利用することも考える

セルフケア④

「セルフケア・アルバム」をつくる

失敗したことで叱責されたり、心ない態度をとられたりすると傷つき、自分を責めて落ち込む人が少なくありません。そんなとき励みになる支えが必要です。

落ち込んだり、傷ついたりすることが多い

人より失敗やトラブルが起こりやすいのは自分でわかっているのですが、職場で叱られたり周囲に迷惑をかけたりすると気分が落ち込みます。

家庭内でも家事や子育てのことで夫に小言をいわれたり、けんかになったりして、家の中にも外にも自分の味方がいないのだと、追いつめられるような気分になることもあるでしょう。

こうしたことが続くと自己嫌悪に陥り、うつ病や適応障害などの二次障害の原因にもなります。

つらいときを乗り切る支えを自分でつくっておきましょう。

失敗したことを思いつめない

ミスをしたときは原因を探し、解決策を考えます。迷惑をかけた人には謝罪します。それがすんだら、いつまでも引きずらないことです。

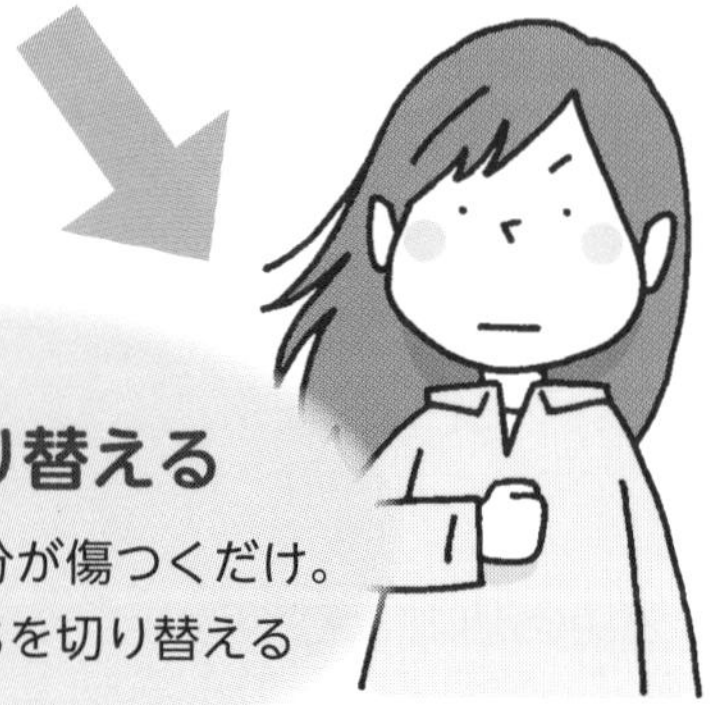

次のことを考えよう

反省しても、自分をおとしめない

反省しないのはよくないが、失敗を引きずって自分はダメ人間などと卑下するようなことを自分に言わない

ひとり反省会は時間を決めて

「〜してしまった」とくよくよするのは心のエネルギーを消耗する。反省するときは時間を決め、時間がきたらいったん考えるのはやめる

気持ちを切り替える

考えすぎても自分が傷つくだけ。反省したら気持ちを切り替える

「セルフケア・アルバム」のつくり方

自分が元気になるものを集めてアルバムをつくりましょう。自分自身をケアする「セルフケア・アルバム」です。つらいときはそれをながめ、気分を切り替えます。

雑誌の切り抜き

雑誌で見た写真や映画の１シーンなど、印象のよいものを切り抜いて貼っておく

写真

家族写真、友だちとの旅の記念写真など。写真はデータにしておいてもなかなか見ない。プリントして貼っておこう

本のコピーや書き出した文章

励まされた文章、印象に残っている文章を書き出したり、コピーして貼ったりする

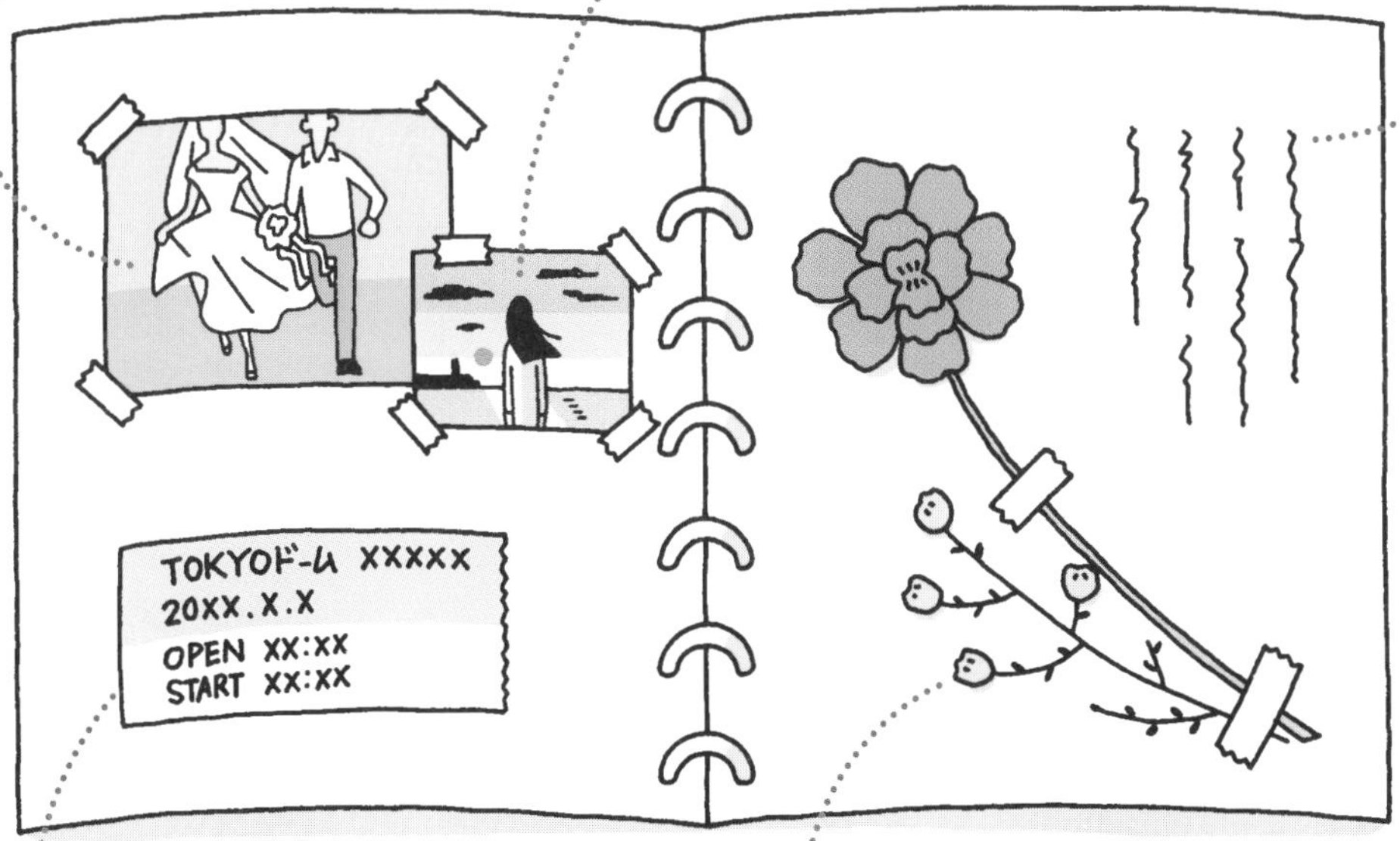

思い出のチケット

コンサートや映画の半券、遊園地の入場券など楽しかった記憶が思い出せるもの

うれしい思い出の品やカード

夫からのプレゼントの花を押し花に。誕生日など、家族や友だちからもらったカード、結んであったリボンなども

注意

データでなく、アナログに

紙類や花、リボンなどの手ざわりを楽しみながらつくろう。アナログのままにしておけばデータ化の手間をはぶけるし、実物が見られる

疲れすぎたら

心身ともにつらいときは入院という選択も

ふだんから無理をして、がんばりすぎていると限界になることもあります。過労やパニックがひどい場合は、入院して十分な休養を取るのもよいでしょう。

生活に支障があるときは入院も選択肢に

発達障害の女性は、ときに無理を重ねてダウンしてしまうことがあります。また、フラッシュバックやパニックがたびたび起こると、緊張や不安が強くなって苦しく、何も手につかなくなってしまう人もいます。

あるいは二次障害を起こしてつらい状態になっていたり、ADHDで薬をのんでいる人は効きが悪く感じたりすることもあります。

このような場合、主治医に相談すると、「入院」が選択肢に入ってくることがあります。入院なんて大げさだと思わず、心身の回復を優先させることが大切です。

ゆっくり休む時間と環境が必要

家では家族が近くにいたり、家のことが気になったりしてゆっくり休めないなどの理由がある人は、思いきって入院したほうが休めます。

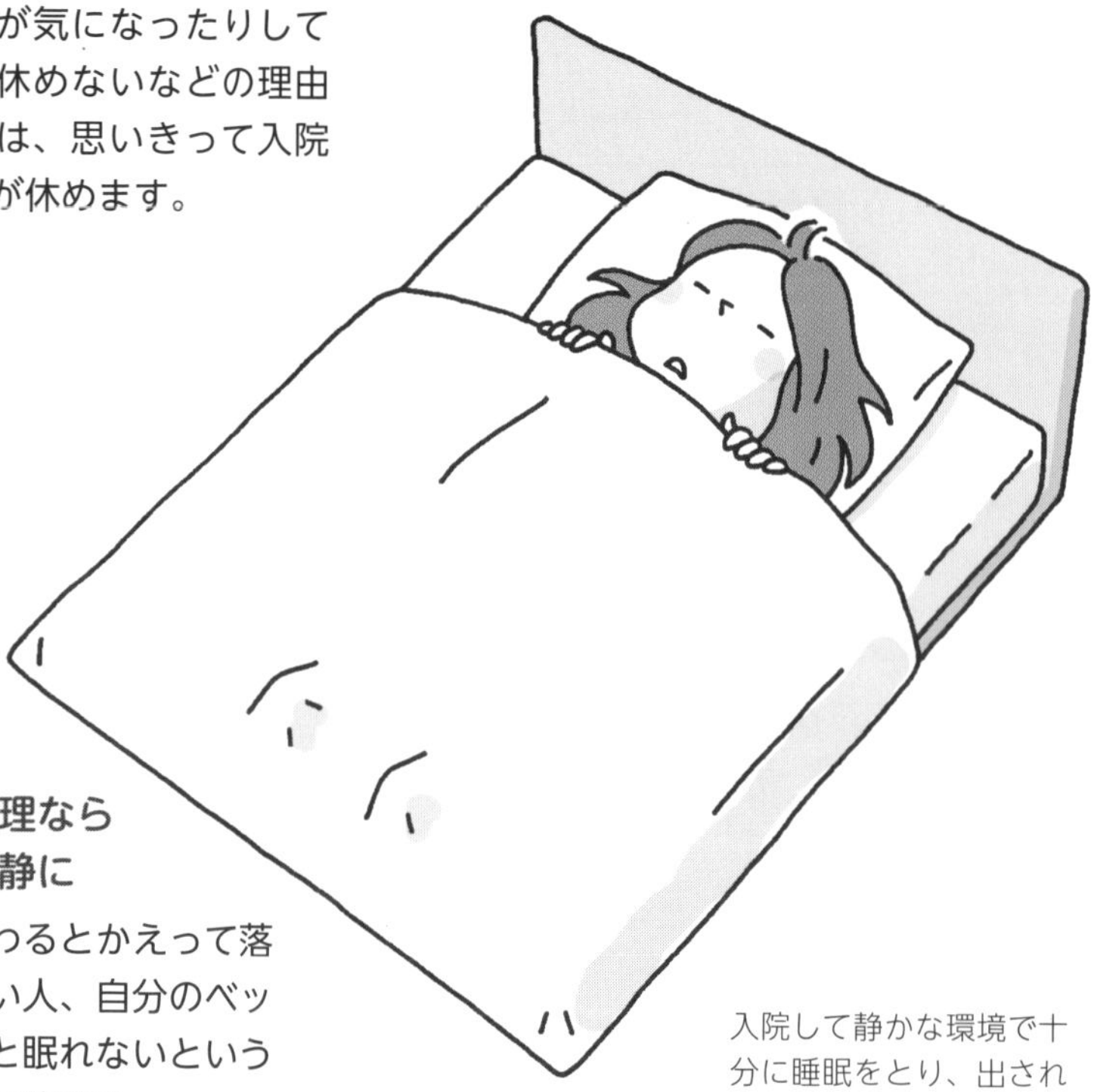

入院して静かな環境で十分に睡眠をとり、出された食事をきちんととる

入院が無理なら自室で安静に

環境が変わるとかえって落ち着かない人、自分のベッドでないと眠れないという人は自宅で休養を

こんなときは主治医に相談する

心身の不調が長く続いている、パニックをくり返す、薬の効果が実感できないといったときは、主治医に相談します。

落ち込みがひどく何もできない

朝起きられず、夜も眠れない、食欲がない、学校や仕事にも行けないなどの状態は要注意

パニックをたびたび起こす

パニックや感情のメルトダウンの頻度が増える、学校や職場でも起こるときは休むサイン

二次障害によるうつのことも

うつ病や適応障害などの二次障害が起こっている可能性があるため、放っておかず、受診を (→ P92)

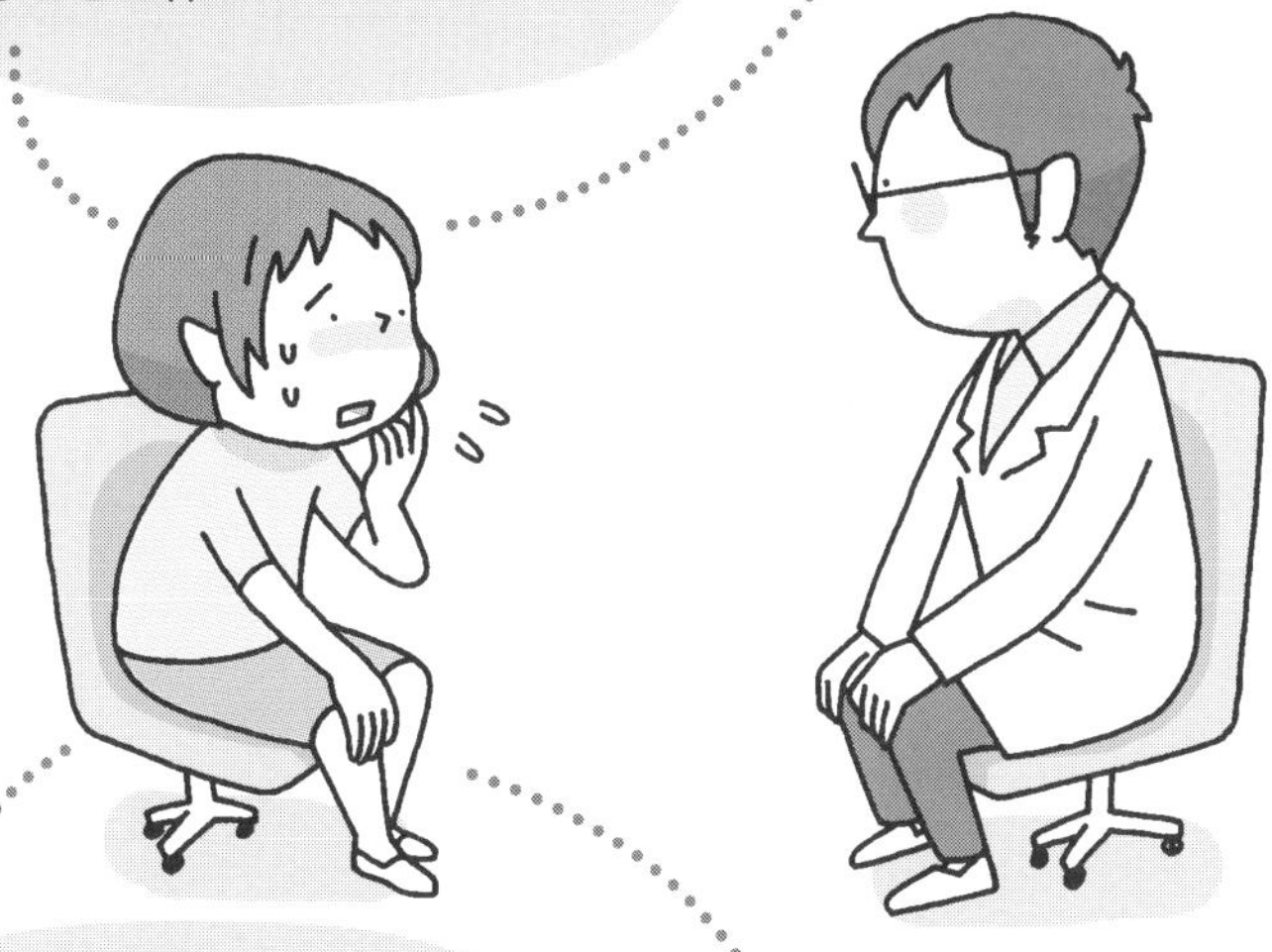

妊娠中や産後は特に不調になりやすい

妊娠中はホルモンバランスの乱れ、つわりなどの影響で不調になりやすい。また、産後も赤ちゃんのいる生活は慣れないことの連続で強いストレスになる。夫や家族だけでなく、助産師や産婦人科医、保健師などにも相談し、助けを借りることも必要

薬が効かない

ADHD の薬が効かず、服用量を調整したい場合は必ず医師に相談を。副作用の危険があるので、自分勝手にせず、受診する

体調不良が続きとてもつらい

食事がとれない、頭痛や腹痛が続く、めまいがひどいなどの状態は休養が必要

ストレスは大敵

うつや適応障害などの二次障害を防ぐ

がんばっているのになかなか報われないなど、長期間にわたってストレスがかかりつづけると、うつ病や適応障害などの二次障害が起こることもあります。

うつ状態やうつ病に要注意

発達障害の人はストレスに弱い傾向があるにもかかわらず、ふだんの生活では無理をしてストレスにさらされがちです。そのことがうつ状態やうつ病の引き金になります。

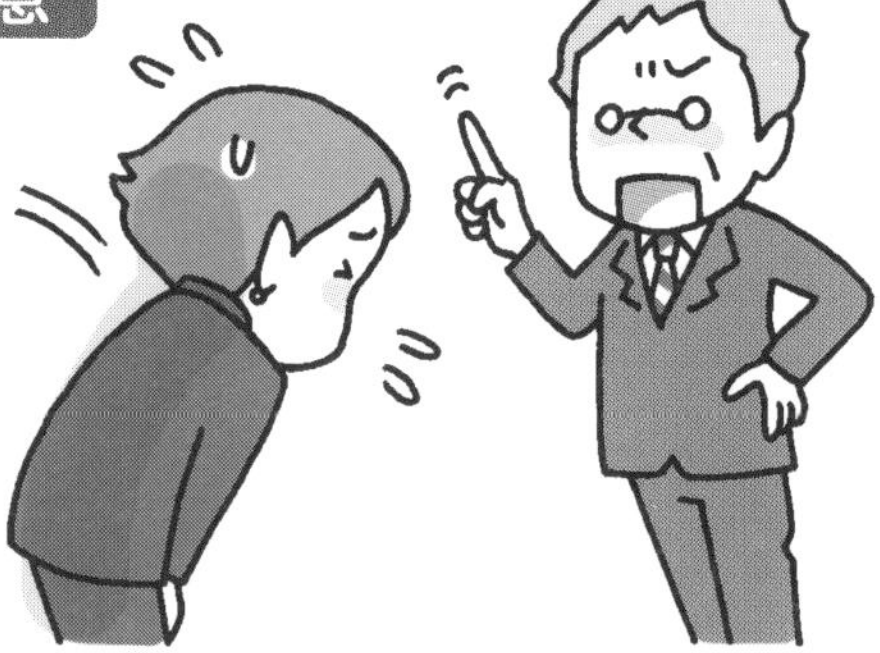

がんばっているのにミスをしてしまう。注意されるたびに周囲の目が気になる

くり返し起こると

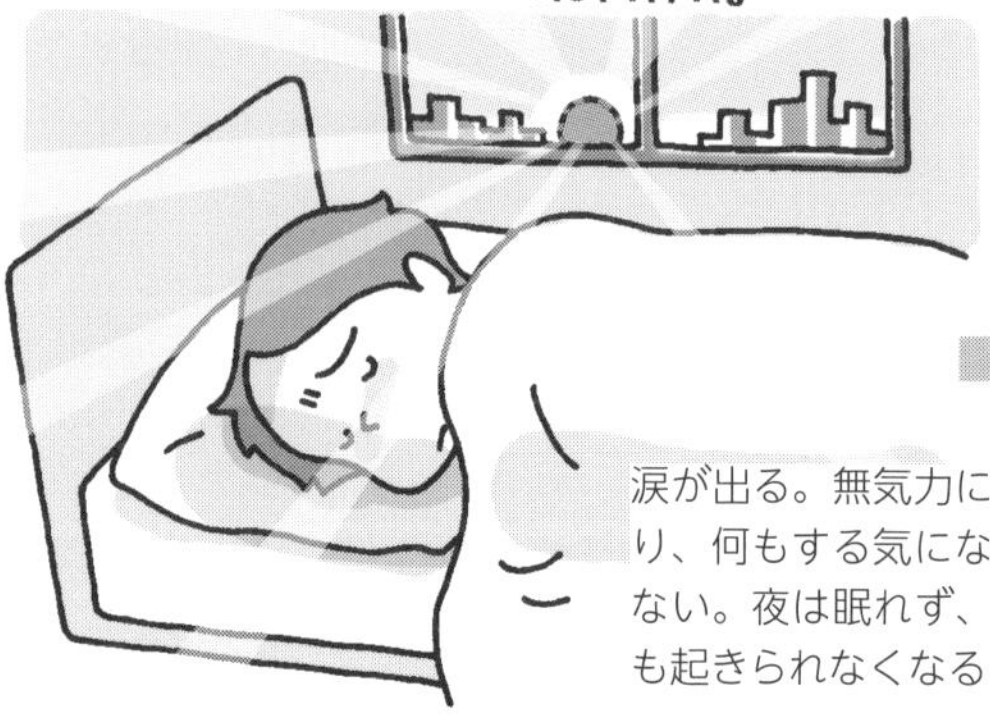

涙が出る。無気力になり、何もする気にならない。夜は眠れず、朝も起きられなくなる

受診を

不眠やだるさが続くようなら、早めに受診を

緊張や苦痛が心身の病気を招く

発達障害の人はミスをしないように気を張り、周囲の人に合わせようとして常に無理をしています。しかし、日々がんばっていても、失敗したり周囲から浮いてしまったりすることが続くと、しだいに気持ちが落ち込みます。

どんなにがんばってもむだ、むなしいという思いが強くなります。そうした状況が続くと、うつ状態やうつ病、適応障害などが引き起こされることがあります。

これまでできていた家事や仕事ができなくなった、好きな趣味にもやる気が出ないなどは、要注意のサインです。

二次障害として現れる主な症状・病気

うつ状態・うつ病	発達障害の人は、うつ状態になることもある。ただの気分の落ち込みと違い、あらゆることに興味や関心がなくなる。深刻な場合は自殺の危険もある。睡眠障害、全身のだるさ、食欲不振のほか、頭痛や肩こり、腹痛など体の症状もみられる
適応障害	職場が変わる、結婚するなど何らかの変化に対して、うまく適応できずに不安や緊張、抑うつなどの症状が現れる状態。気分が落ち込み、ひきこもったり、逆に攻撃的になったりする人もいる
不安症	発達障害の人はもともと不安が強い傾向があるが、さらに強く訴えるようになる。疲労感、イライラ、落ち着きのなさがめだち、判断力の低下などもみられる。発汗や動悸、めまいなど、体の症状が出る人もいる
強迫症	手を洗う、施錠やガスの元栓の確認などを何度もくり返し、日常生活に支障をきたす。自分でも無意味だとわかっていながら、その行動をやめられない
依存症	不安やイライラ、気分の落ち込みから逃れるためにお酒やたばこ、薬物、買い物、ゲーム、ギャンブルなどに依存してやめられなくなる。依存対象によっては健康を害したり、犯罪に手を染めたり、経済的に破たんしたりすることもある

対処法は

家族が診察を促す

本人がみずから受診しないこともあるので、家族や周囲の人が「おかしい」と感じたら、診察を受けるように説得する。病院にも誰かが付き添うようにする

症状・病気に応じて治療を

薬物療法やカウンセリングなどが必要。治療には時間がかかることも多い

自己肯定感を高める①

自分で自分を傷つける言葉を使わない

周囲の視線や叱責の言葉によって傷つき、自信をなくしてしまいがちです。そんなとき、自分をさらに追いつめる言葉を自分に向けないようにしましょう。

3つの禁句

「自分はダメな人間だ」と呪縛をかける言葉があります。「だって・どうせ・私なんて」の3つです。言い訳のように使っていますが、自分で自分を傷つけ、自己肯定感を下げる言葉です。

これまで何度も失敗した経験

人より遅刻やミスが多い

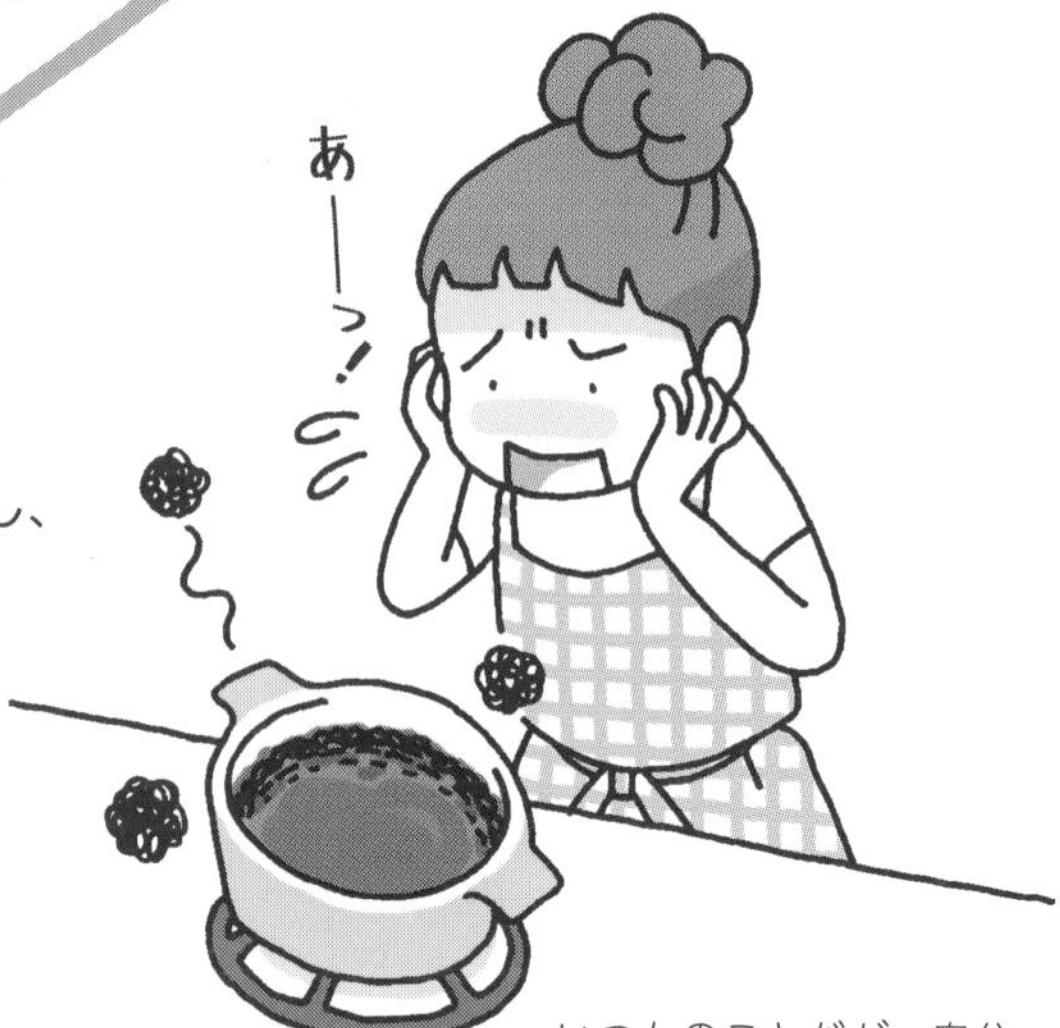

いつものことだが、自分でもうんざりしている

↓

「だって」

いつも失敗しているし、という気持ちになる

↓

「どうせ」

失敗が多いと、やがて自分に期待しなくなる。次もまたダメだと決めつけるようになる

↓

「私なんて」

自分のことを卑下し、過小評価するようになる

↓

自己肯定感が下がる

自分はダメな人間だと思うようになってしまう

傷つく言葉や態度にさらされる

発達障害の人は、周囲から厳しい目を向けられていることが少なくありません。こうしたことが続くと、自信をなくして自己肯定感が下がりやすいのです。ときには自分を卑下する言葉が出てしまうかもしれません。

けれど、それは自分を傷つけてつらくさせるだけです。自分に厳しくするのではなく、自分を理解し、自分の味方になりましょう。あなたがあなた自身の応援団になって「できるよ！」と自分を励まし、達成したら「やったね！」と自分をほめてあげましょう。

言葉や考え方をチェンジ

発達障害の特性にはよい面もあります。ネガティブな見方やとらえ方を別の角度から見ることで変えてみましょう。

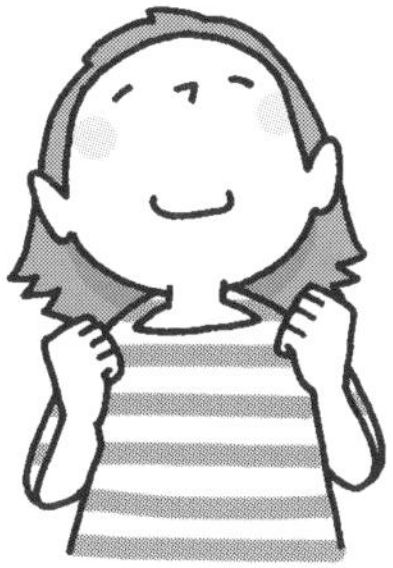

特性も見方によっては長所。「自分はこれでOK！」と認めよう

自分にかける言葉をチェンジ

ミスしたとき、自分にかける言葉を変える。ダメな部分にだけ注目しないで、ポジティブな見方に変えて自分を励まそう

- **また失敗するかも** → やってみたらできるかも
- **どうせダメだ** → 次はできるかも
- **これだけしかできない** → まあまあできた

自分の行動の受け取り方をチェンジ

落ち着きのなさは活動的と受け取れるように、自分の行動や性格の受け取り方をチェンジしよう

- **落ち着きがない** → 活動的
- **よくしゃべる** → 話し好き
- **よく動く** → 体を動かすのが好き
- **ルーティンを忘れる** → 決まりごとにしばられていない

自分の考え方をチェンジ

気が変わりやすいところやがんこさは、プラスの考え方にチェンジできる

- **意見がころころ変わる** → 考え方が柔軟
- **集中力がない** → 切り替えが早い
- **こつこつやるのが苦手** → いろいろなやり方を考えている
- **がんこ** → いちず

自己肯定感を高める②

アドバイスをくれる人をたいせつにする

悩みごとがあるとき、どんなに考えても自分では答えが出ないことがあります。こんなときのために相談できる相手がいると心強いものです。

ひとりで考えるより……

自分ひとりで考えるよりも、誰かの客観的・俯瞰《ふかん》的な意見が役に立つこともよくあります。

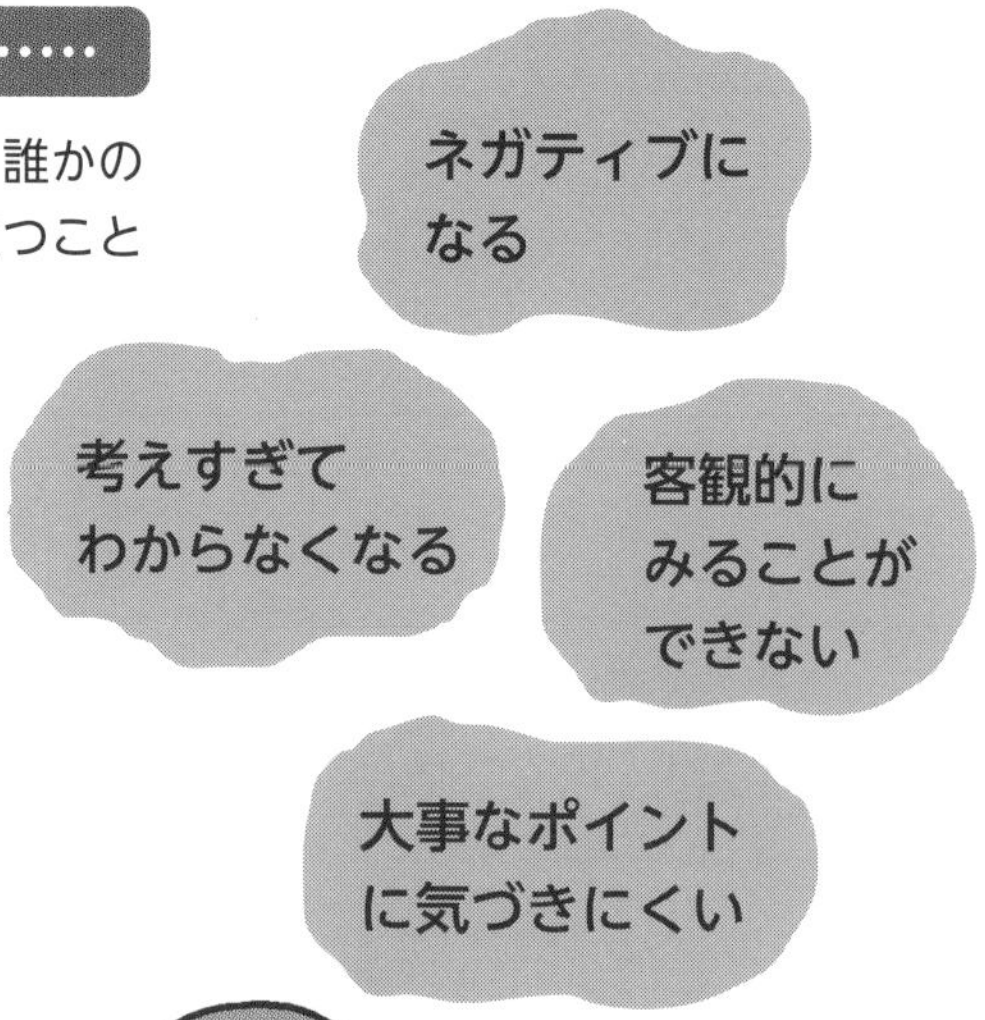

ネガティブになる
考えすぎてわからなくなる
客観的にみることができない
大事なポイントに気づきにくい

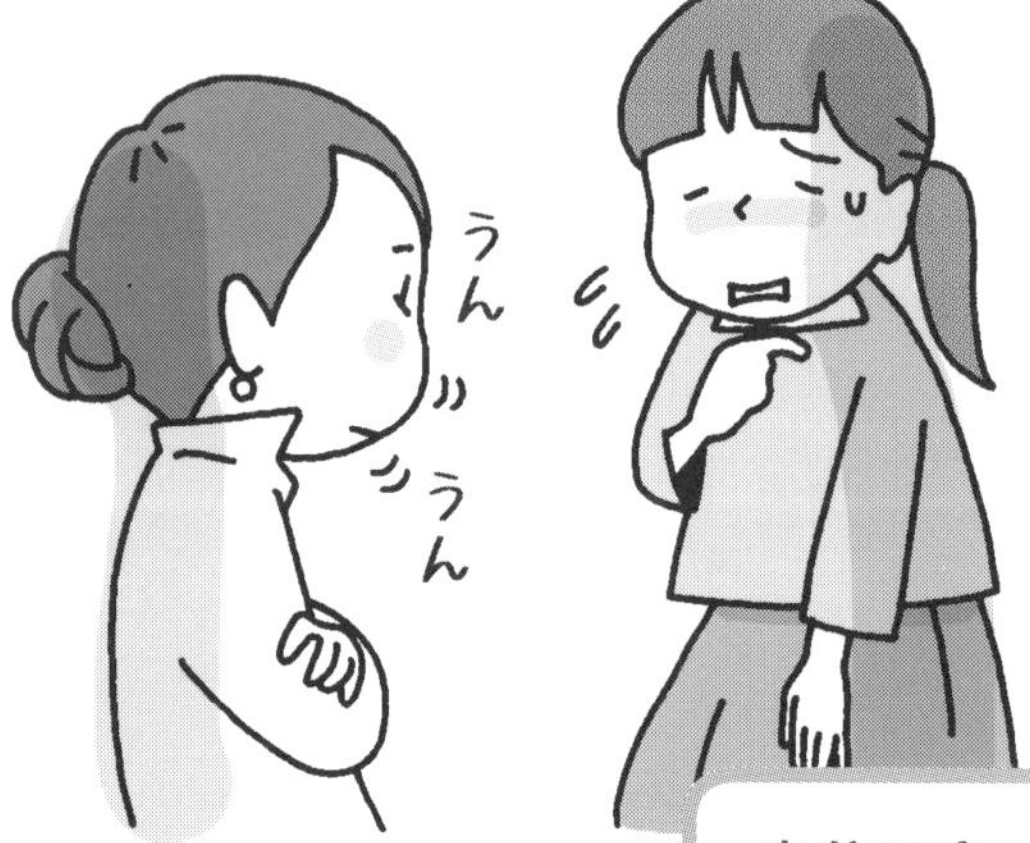

うん
うん
うん
うん

ひとりで考えていると、なかなか解決策がみえてこない

自分だけでは答えがみつかりにくい

相手の気持ちがわからなかったり、一般的にどう対処するものかわからなかったりするため、自分で考えても答えが出ない

↓

話を聞いて具体的なアドバイスをくれる人が必要

抽象的なアドバイスではわからないので、自分に合った具体的な対処法を、共に考えて、アドバイスをしてくれる人が望ましい

自分に合ったカウンセラーを探そう

心を開いて話せるカウンセラーがみつかるまで時間がかかることが多い。特にASDの人は打ち解けるのが苦手で、信頼関係ができるまで時間がかかる。自分に合った信頼できるカウンセラーをみつけよう（→P18）

話を聞いてアドバイスをくれる人をもちたい

困ったとき、悩みごとを相談できる相手がいないという人も多いでしょう。特に女性の場合、職場や学校で発達障害のことをオープンにしていないと、友だちづき合いがしづらいようです。しかも大人になると、あえて苦言や助言をしてくれる人は減ってきます。

とはいえ、自分ひとりでは悩みを解決できないときには誰かのアドバイスが欲しいものです。対策としては、相性のよい医師やカウンセラーをみつけること、また、職場や学校で相談できる友だちをひとりでもつくることです。

アドバイスをくれる人とのつき合い方

相談ごとやアドバイスが欲しいときは、あなたが信頼できる友好的な人に頼みます。その際には、一方的になったり、ひんぱんに相談をしすぎないように気をつけて、話を聞いてもらいましょう。

❶ アドバイスを批判だと受け取らない

ふだんから「こうするといいよ」とか「これはダメだと思うよ」と注意してくれるのを、自分への批判だと被害的に受け取りやすい人もいるので気をつける

ASD のある人は誤解しがち

相手がアドバイスしているのに怒られていると受け取り、相手を受け入れなくなる。自分のことを思って言ってくれているのだと、相手の話に耳を傾けよう

❷ 相談は相手の都合を聞いてから

自分の都合でおしかけない。「あとで少しお時間をいただけますか」と頼むなど、相手の都合を確認すること

❸ 具体的な方法を教えてくださいと頼む

仕事のメールの内容など、やりとりがわかるものがあれば見てもらい、具体的にどうすればよいのか教えてもらうほうがわかりやすい

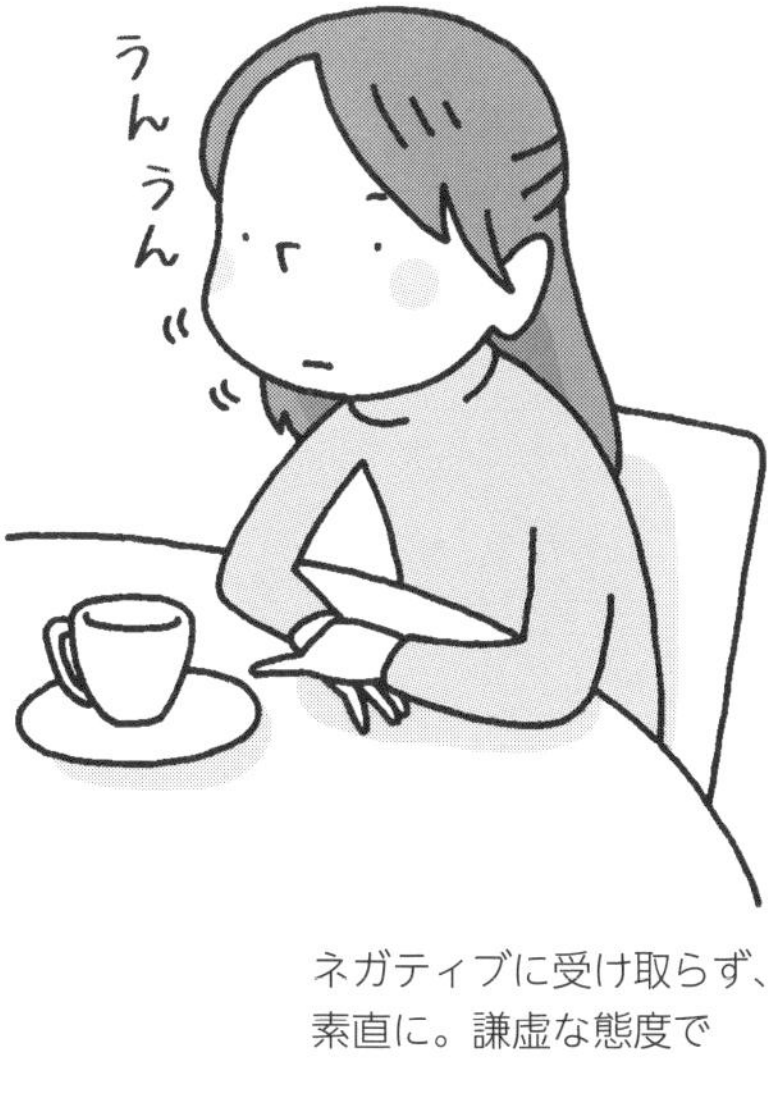

ネガティブに受け取らず、素直に。謙虚な態度で

コラム

障害者手帳は取得したほうがいいの？

手帳がなくても受けられる支援もある

発達障害がある人が自立した生活や就労のための支援を受けるには、「精神障害者保健福祉手帳」を利用する方法があります。

しかし、必ずしも手帳がなければ支援が受けられないわけではありません。先に述べた就労移行支援事業（→P78）のように障害福祉サービス受給者証があればよいものや、医師の診断書などで受けられる就労定着支援もあります。

困りごとが多く、支援が必要なら検討を

基本的に障害者手帳を取得するかどうかは自分で決めてかまいません。特性の影響で仕事が長続きしないなど、困りごとが多いときは、合理的配慮を受けやすいように、取得を検討してみてもよいでしょう。

障害者手帳を取得すると、障害者枠での就労や職場適応訓練が可能になるほか、税金の控除や減免などのさまざまなメリットがあります。また、取得しても、学校や勤務先などに報告する義務はありません。

取得の手続き方法

精神障害者保健福祉手帳には、一級～三級の等級がある。申請先は、市区町村の福祉担当窓口。家族が代理で申請してもよい。必要な書類は以下のとおり。

- **申請書**
- **診断書または精神障害による障害年金を受給している場合は、その証書等の写し**（＊）
- **本人の顔写真**

手帳には有効期限があり、二年ごとに更新する。

＊マイナンバーにより年金受給が確認できる場合は不要になることもある

健康ライブラリー
女性《じょせい》の発達障害《はったつしょうがい》
困《こま》りごとにどう向《む》き合《あ》うか

2023年２月28日　第１刷発行
2023年６月26日　第２刷発行

監修	司馬理英子（しば・りえこ）
発行者	鈴木章一
発行所	株式会社 講談社 東京都文京区音羽２丁目-12-21 郵便番号　112-8001 電話番号　編集　03-5395-3560 販売　03-5395-4415 業務　03-5395-3615
印刷所	凸版印刷株式会社
製本所	株式会社若林製本工場

N.D.C.493　98p　21cm

KODANSHA

ISBN978-4-06-530817-2

■ 監修者プロフィール
司馬理英子（しば・りえこ）

司馬クリニック院長。医学博士。1978 年、岡山大学医学部卒。1983 年に同大学大学院博士課程修了後、渡米。アメリカで４人の子どもを育てながら、ＡＤＨＤについての研鑽を積む。1997 年、『のび太・ジャイアン症候群』（主婦の友社）を上梓。日本で初めて本格的にＡＤＨＤを紹介した同書は、なじみ深いキャラクターになぞらえたわかりやすい解説により、ベストセラーに。同年帰国し、司馬クリニックを開院。高校生までの子どもと大人の女性を専門に、治療を行う。主な著書に『大人のＡＤＨＤ』（講談社）、『のび太・ジャイアン症候群』『アスペルガー症候群・ＡＤＨＤ 子育て実践対策集』（ともに主婦の友社）など。

■ 参考文献・参考資料

司馬理英子著
『よくわかる大人の ADHD 注意欠如／多動性障害』（主婦の友社）

司馬理英子著
『よくわかる女性の ADHD 注意欠如・多動症』（主婦の友社）

司馬理英子著『よくわかる女性のアスペルガー症候群』（主婦の友社）

司馬理英子著
『最新版　アスペルガー・ADHD 発達障害シーン別解決ブック』（主婦の友社）

司馬理英子監修『「大人の ADHD」のための段取り力』（講談社）

司馬理英子監修『ADHD の人の「やる気」マネジメント「先延ばしグセ」を「すぐやる」にかえる!』（講談社）

市橋秀夫監修
『大人の発達障害　生きづらさへの理解と対処』（講談社）

宮尾益知監修
『ASD（アスペルガー症候群）、ADHD、LD 女性の発達障害　女性の悩みと問題行動をサポートする本』（河出書房新社）

● 編集協力　重信真奈美、オフィス 201（新保寛子）
● カバーデザイン　内海 由＋ next door design
● カバーイラスト　高橋ユミ
● 本文デザイン　南雲デザイン
● 本文イラスト　小野寺美恵